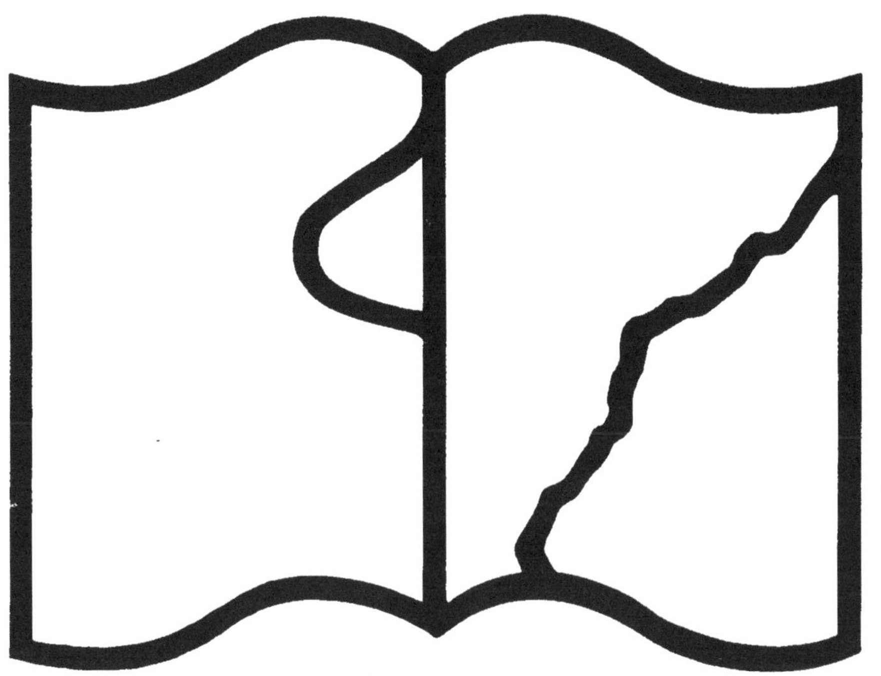

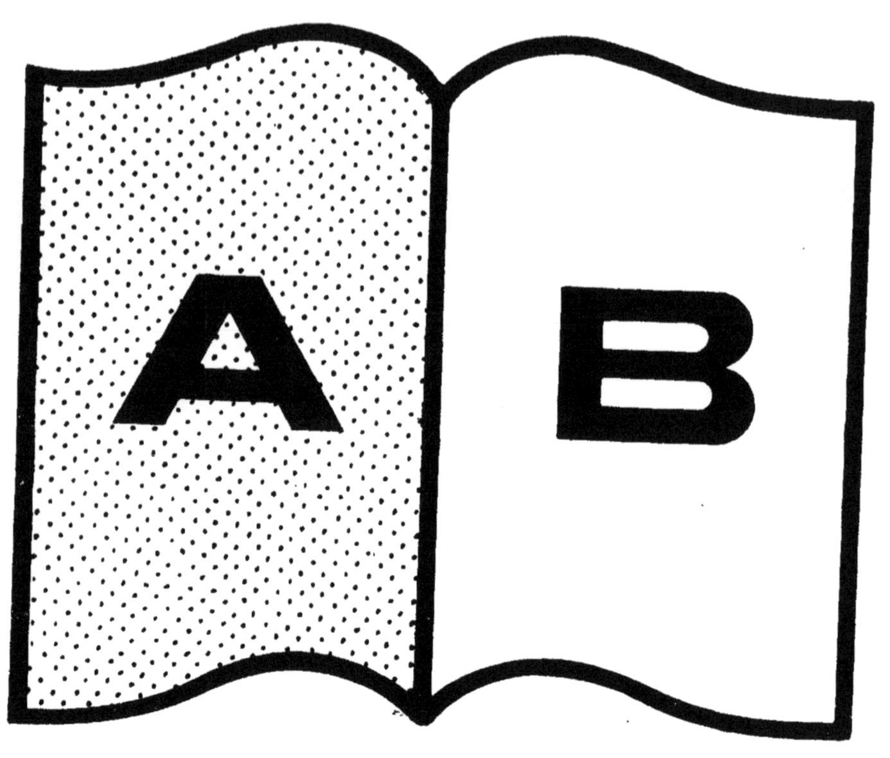

Contraste insuffisant

NF Z 43-120-14

LES CONNAISSANCES ACTUELLES

SUR LA

FÉCONDATION CHEZ LES PHANÉROGAMES

PAR

PAUL GUÉRIN

DOCTEUR ÈS SCIENCES NATURELLES
PROFESSEUR AGRÉGÉ A L'ÉCOLE SUPÉRIEURE
DE PHARMACIE DE PARIS

Préface de M. le Professeur GUIGNARD

MEMBRE DE L'INSTITUT

MAISON D'ÉDITIONS
A. JOANIN ET Cie, ÉDITEURS
PARIS, 24, RUE DE CONDÉ

1904

LES CONNAISSANCES ACTUELLES

SUR LA

FÉCONDATION CHEZ LES PHANÉROGAMES

LES CONNAISSANCES ACTUELLES
SUR LA
FÉCONDATION CHEZ LES PHANÉROGAMES

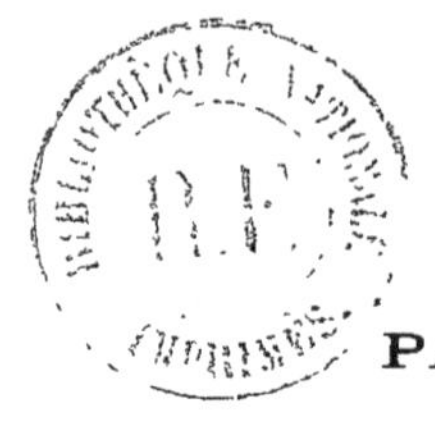

PAR

PAUL GUÉRIN

DOCTEUR ÈS SCIENCES NATURELLES
PROFESSEUR AGRÉGÉ A L'ÉCOLE SUPÉRIEURE
DE PHARMACIE DE PARIS

Préface de M. le Professeur GUIGNARD

MEMBRE DE L'INSTITUT

MAISON D'ÉDITIONS
A. JOANIN ET Cie, ÉDITEURS
PARIS, 24, RUE DE CONDÉ

1904

PRÉFACE

L'étude des phénomènes morphologiques de la fécondation est, sans contredit, l'une des plus intéressantes et en même temps des plus délicates de la Biologie générale. Aucune autre question, dans ces derniers temps, en botanique comme en zoologie, n'a plus vivement préoccupé les cytologistes.

Chez les plantes, ce sont surtout les Phanérogames qui ont été l'objet des travaux les plus nombreux depuis une vingtaine d'années. L'observation du développement des éléments reproducteurs mâles et femelles, la recherche des caractères qui les distinguent des cellules purement végétatives, la façon dont ils s'unissent dans l'acte de la fécondation, l'interprétation que l'on peut donner de ces phénomènes, représentent les principaux sujets sur lesquels ont porté les investigations. Après les résultats, déjà très remarquables, acquis à la science vers 1896, la découverte des anthérozoïdes chez les Cycadées et le Ginkgo venait augmenter encore l'intérêt de cette étude et provoquer la révision des observations antérieures sur les Gymnospermes. Plus récemment enfin, celle de la double fécondation chez les Angiospermes ouvrait tout à coup aux chercheurs un nouvel horizon.

Tous ces travaux sont d'une importance capitale pour savoir sous quelle forme et de quelle façon les éléments sexuels peuvent accumuler en eux les substances ou les énergies potentielles qui leur permettront de former l'être futur. La question de l'hérédité, avec les problèmes si complexes qu'elle comporte, est là presque tout entière.

En présence du nombre considérable des matériaux accumulés sur un sujet aussi vaste et des progrès réalisés dans ces dernières années, il était bon de mettre en relief les résultats qui peuvent être considérés comme définitivement acquis à la science et de donner une vue d'ensemble de l'état de nos connaissances actuelles. Tel est l'objet du mémoire publié par M. Guérin.

Le sujet devait être envisagé avant tout au point de vue morphologique et, pour plus de clarté, examiné séparément chez les Angiospermes et chez les Gymnospermes, entre lesquelles les découvertes récentes ont encore accentué les différences que l'on connaissait auparavant. Puis il fallait, dans chacun de ces deux embranchements, étudier successivement la formation et la différenciation des gamètes mâles et femelles, le phénomène intime de la fécondation avec ses conséquences, les analogies et les différences qui existent entre les deux grands groupes de Phanérogames.

Dans la multiplicité des détails fournis par les auteurs sur ces divers points, M. Guérin a su faire la part des faits essentiels et reléguer au second plan les données accessoires. De plus, en accompagnant ses descriptions de nombreuses figures, il a réussi à présenter au lecteur un travail aussi clair que précis, dans lequel on trouvera en même temps rassemblées, toutes les indications nécessaires à ceux qui voudraient approfondir encore l'étude d'un sujet qui, de longtemps, ne cessera pas d'être à l'ordre du jour.

L. GUIGNARD,
de l'Institut.

LES CONNAISSANCES ACTUELLES
SUR LA
FÉCONDATION CHEZ LES PHANÉROGAMES

INTRODUCTION

La fécondation chez les plantes et en particulier chez les Phanérogames a été, depuis un peu plus d'un quart de siècle, l'objet d'importants travaux, qui ont fait faire un progrès considérable à la connaissance des phénomènes morphologiques qui l'accompagnent, tout en élucidant un certain nombre de questions restées jusque-là sans réponse.

On sait que cet acte important consiste, chez les Phanérogames, dans la réunion d'éléments organisés, ou, autrement dit, dans la conjugaison totale de gamètes complètement différenciés. Nous verrons dans la dernière partie de notre travail l'interprétation que l'on peut donner de ce phénomène, mais notre étude ne doit pas simplement se borner à montrer la façon dont s'unissent ces gamètes dans l'oosphère pour donner l'œuf, d'où doit naître l'embryon. Ces éléments jouant dans la fécondation le rôle essentiel, il est du plus haut intérêt de connaître leur origine et de rechercher de quelle manière ils se différencient pour acquérir les caractères de la sexualité.

1

C'est dire que dans notre travail nous suivrons en détail, en premier lieu, à l'intérieur de l'anthère, le mode de développement du pollen et la constitution définitive de l'organe sexuel mâle, et en second lieu, dans le tissu nucellaire, l'origine et l'organisation dernière du sac embryonnaire, dans lequel doit s'opérer la fécondation.

Les phénomènes préparatoires de la fécondation (*effets de la pollinisation*, *trajet du tube pollinique*) seront d'abord succinctement passés en revue. Pour répondre au but même de cette étude, nous exposerons, avec le plus de détails possible, tous les résultats acquis jusqu'à ce jour concernant la fécondation proprement dite, à laquelle se rattache forcément, chez les Angiospermes, l'origine de l'albumen.

La parthénogénèse elle-même fera l'objet d'un chapitre spécial.

Le plan que nous venons d'indiquer sera suivi dans ses grandes lignes, séparément chez les Angiospermes et les Gymnospermes. Outre que cette division est rendue nécessaire par les différences que présentent ces deux embranchements au point de vue de la fécondation, elle permettra aussi d'exposer les faits avec plus de clarté.

D'ailleurs, nous envisagerons d'une façon générale, en terminant, la fécondation chez les Phanérogames, et nous montrerons les analogies que peut présenter, dans le règne végétal et dans le règne animal, ce phénomène important de la Biologie générale.

PREMIÈRE PARTIE

ANGIOSPERMES

CHAPITRE PREMIER

GAMÈTE MALE

DÉVELOPPEMENT DE L'ANTHÈRE ET DU POLLEN

Les premières observations sur le développement du pollen sont dues à MIRBEL (1) qui, en 1832, découvrit dans l'étamine de Courge la formation des cellules primordiales, qu'il appelait « *utricules polliniques* », leur cloisonnement et la production des grains de pollen, formés quatre par quatre dans chaque cellule-mère définitive. Cette découverte était d'autant plus importante que MIRBEL signalait en même temps, dans le *Marchantia*, la formation des spores au nombre de quatre dans chaque cellule-mère.

MEYEN (2), quelques années plus tard, montra la généralité de l'existence des assises transitoire et nourricière. NÆGELI (3), en 1842, dans un mémoire important sur le développement de l'anthère, décrivit avec soin les divers tissus de cet organe encore jeune et montra même la formation des quatre grains de pollen aux dépens de la cellule-mère. Ces observations furent bien approfondies par HOFMEISTER (4), mais l'origine première des tissus de l'anthère et principalement des cellules-mères primordiales ne fut bien observée pour la première fois que par WARMING (5) qui, en 1873, publia sur l'anthère un remarquable mémoire. En 1876, ENGLER (6) ajouta encore à nos connaissances sur ce sujet, et depuis, nous allons voir combien sont nombreux les auteurs qui se sont occupés de cette question.

§ 1. — Formation des parties constitutives de l'anthère et en particulier des cellules-mères primordiales du pollen.

Au moment où l'anthère commence à présenter extérieurement les quatre renflements longitudinaux qui correspondent aux futurs sacs polliniques, elle ne renferme, avec le faisceau libéro-ligneux, qu'un parenchyme homogène, limité par un épiderme à membranes minces et cellulosiques.

Les cellules sous-épidermiques, après s'être allongées dans le sens radial, se cloisonnent tangentiellement. Des deux assises ainsi formées, l'extérieure, sous-épidermique, fournira la paroi du sac pollinique, tandis que l'intérieure donnera les cellules-mères de pollen. Nous reviendrons sur cette dernière dans un instant, mais disons de suite, pour n'avoir plus à parler d'elles, que les cellules de la nouvelle assise sous-épidermique se cloisonnent à plusieurs reprises en direction tangentielle centrifuge. Lorsqu'il s'est ainsi formé à ses dépens, dans le cas du *Lilium Martagon*, quatre assises cellulaires, celle qui confine immédiatement aux cellules-mères primordiales subit une division, qui donne naissance à deux nouvelles assises dont la plus interne est formée de cellules qui s'allongent radialement. De bonne heure, leur contenu protoplasmique, de teinte jaunâtre, devient très abondant ; en outre, elles renferment deux noyaux. Cette assise, désignée sous le nom d' « *assise nourricière* », sera résorbée plus tard par les cellules-mères, pour subvenir au développement des grains de pollen.

Des quatre autres assises extérieures, celle qui touche à l'épiderme subira des modifications qui lui permettront d'assurer la déhiscence de l'anthère (*assise mécanique*), tandis que les trois autres n'auront qu'une durée transitoire et seront résorbées, au même titre que l'assise nourricière.

Revenons maintenant à l'assise intérieure provenant du premier cloisonnement de l'assise sous-épidermique, et que nous avons dit devoir donner les cellules-mères du pollen. En réalité les cellules de cette assise ne sont pas encore les cellules-mères définitives du pollen. Elles constituent tout d'abord ce qu'on appelle les « *cellules-mères primordiales* », et ce n'est qu'après avoir subi un plus ou moins grand nombre de cloisonnements que, cessant de se diviser, elles méritent le nom de « *cellules-mères définitives du pollen* ». Nous verrons dans un instant que chacune d'elles donnera naissance à quatre grains de pollen.

Sous quel aspect se présentent à l'origine, à l'intérieur du tissu de l'anthère, dans l'une des proéminences considérées, ces cellules-mères primordiales ? Dans l'anthère toute jeune, l'assise sous-épidermique tout entière, et au moins dans chacun des lobes, peut être capable de subir le cloisonnement tangentiel que nous avons indiqué plus haut (*). Les cellules-mères primordiales constituent alors, en section transversale, dans chacune des proéminences, une rangée de cellules égalant presque en étendue, dans certains cas, les contours du lobe [*Mentha aquatica*, *Orchis maculata* (8)]. D'autres fois les cellules primordiales de cette plage sont seulement au nombre de trois ou quatre (*Hemerocallis fulva*) (9). Quelquefois même la rangée peut n'être composée que d'une ou de deux cellules-mères primordiales [*Convallaria maïalis*, *Potamogeton foliosus* (10)]. Chez les Malvacées, beaucoup de Composées, et dans l'*Avena fatua*, ainsi que l'a signalé récemment CANNON (11), on ne trouve constamment, en section transversale, qu'une seule cellule-mère primordiale.

§ 2. — CELLULES-MÈRES DÉFINITIVES DU POLLEN.

En général, les cellules-mères primordiales, quel que soit leur nombre, se cloisonnent activement de manière à constituer quatre massifs longitudinaux de cellules. C'est au moment où les cellules de l'assise nourricière se différencient que les divisions cessent dans les cellules-mères primordiales, qui deviennent dès lors *cellules-mères définitives du pollen*.

Dans certaines plantes les cellules-mères définitives ne constituent qu'une seule assise. Elles peuvent même se réduire à une simple file longitudinale. Dans ce dernier cas, ou bien toutes les cel-

(*) Il semble bien que toutes les cellules du parenchyme conjonctif de l'anthère soient susceptibles de se différencier en cellules-mères primordiales. GUIGNARD [(7) p. 188] a en effet rencontré, de temps en temps, des cellules-mères polliniques en dehors des sacs polliniques dans les anthères du *Nymphæa alba* et du *Nuphar luteum*.

lules de la file sont génératrices de pollen, ce qui est le cas ordinaire, ou bien quelques-unes seulement en produisent, les autres étant de simples cellules de parenchyme. Ce dernier cas, où les cellules-mères définitives du pollen sont isolées, se rencontre, d'après LECOMTE (12), chez certaines Anonacées (*Xylopia*, *Monodora*). Dans le *Lemna minor*, à l'intérieur du groupe des cellules-mères primordiales, certaines cellules demeurent également stériles, d'après CALDWELL (13), et l'on a finalement plusieurs massifs distincts de cellules-mères du pollen.

Quoi qu'il en soit, les cellules-mères définitives ne tardent pas à augmenter beaucoup de volume. Leurs noyaux surtout grossissent considérablement, et le protoplasme remplit complètement le reste de la cavité cellulaire. A l'intérieur de ces noyaux on distingue des replis chromatiques nombreux, dirigés dans tous les sens, et entre lesquels se trouve un gros nucléole ou plusieurs nucléoles inégaux.

§ 3. — FORMATION DES GRAINS DE POLLEN.

Quand les cellules-mères définitives sont arrivées à leur nombre final, chacune d'elles se divise ensuite en quatre cellules-filles, et ces dernières, une fois dissociées et différenciées, constituent tout autant de grains de pollen (*). De quelle façon s'opère cette subdivision ? En 1832 MIRBEL avait dit que, chez la Courge, quatre lames, partant de la face interne de l'épaisse paroi de l'utricule pollinique, s'avancent peu à peu vers le centre de la cavité où elles finissent par se rencontrer et se réunir, partageant ainsi cette cavité en quatre. D'autres observateurs avaient décrit une subdivision semblable des cellules-mères chez diverses autres Dicotylédones. Ailleurs la subdivision était décrite comme s'opérant en deux fois ; d'abord, le noyau de l'utricule pollinique ayant disparu, il s'en serait produit deux autres, entre lesquels se serait formée une cloison partageant en deux la cavité jusqu'alors unique. Chacune de ces cavités se

(*) Chez les Orchidées et les Asclépiadées, le pollen reste généralement aggloméré dans chaque loge en une pollinie. Dans les *Neottia*, *Listera*, etc., *Periploca*, les grains de pollen se montrent simplement groupés quatre par quatre. Ils sont complètement libres dans les *Cypripedium*.

subdivisant à son tour, on aurait en définitive quatre cavités cellulaires distinctes. Ce cas aurait été notamment, d'après Sachs, l'apanage des Monocotylédones.

Nous allons voir quelle part de vérité revient à ce dernier mode de division. Tout en reconnaissant que les premiers observateurs avaient justement signalé que la marche du phénomène diffère assez notablement chez les Monocotylédones et chez les Dicotylédones, il faut bien ajouter cependant que les choses ne se passent pas absolument comme nous venons de l'indiquer, ainsi que l'a montré le premier Strasburger [(14) p. 142 et suiv.].

Dans les Monocotylédones en général, le noyau de la cellule-mère se divise d'abord en deux selon la manière ordinaire, c'est-à-dire qu'il se forme un tonnelet à l'équateur duquel apparaîtront plus tard les éléments d'une plaque cellulaire qui ne tarde pas à devenir une cloison complète. Chacune des deux cellules formées se divisant à son tour de la même façon, on a finalement quatre cellules-filles correspondant à quatre grains de pollen.

Chez ces plantes, la multiplication du noyau et le cloisonnement cellulaire sont *successifs*. Chez les Dicotylédones, en général, le noyau de la cellule-mère se divise à deux reprises différentes pour donner directement les quatre noyaux groupés d'ordinaire en tétrade. C'est alors que s'établissent *simultanément* entre ces noyaux des cloisons cellulosiques.

Cette différence dans la marche de la division des cellules-mères, chez les Monocotylédones et chez les Dicotylédones, n'est toutefois pas absolue. Guignard [(8) p. 33 et suiv.] a signalé depuis longtemps que les Orchidées présentent, au point de vue de la formation des quatre grains de pollen dans chaque cellule-mère, une exception inattendue, puisqu'elles se comportent à cet égard comme les Dicotylédones. Tangl (15) a montré que, dans l'*Hemerocallis fulva*, l'apparition des cloisons, contrairement à ce que l'on observe habituellement chez les Monocotylédones, est également simultanée. Plus récemment, les recherches de Frye (16), Strasburger (17), Gager (18) ont établi que les Asclépiadées se comportent, elles aussi, comme les Monocotylédones, à l'exception toutefois, d'après Guignard (19), du genre *Periploca*.

A côté des deux modes typiques de division de la cellule-mère que nous venons d'indiquer, il y a lieu de citer un cas intermédiaire présenté par les *Magnolia* [(7) p. 197], et qui se rapproche plutôt de celui des Monocotylédones. Ici le cloisonnement reste incomplet après la première division nucléaire, et il ne s'achève qu'au moment où les deux cellules-filles vont se cloisonner à leur tour.

La situation des quatre cellules nées dans une même cellule-mère est fréquemment tétraédrique. Toutefois l'arrangement de ces quatre cellules peut être différent. Dans le *Neottia ovata* et dans les *Orchis*, GUIGNARD [(8) p. 37 et 38] a indiqué que, si les quatre noyaux sont dans des plans différents et occupent les angles d'un tétraèdre, parfois aussi les quatre noyaux se trouvent sur un même plan. WILLE (20) a décrit également une disposition variable des grains de pollen dans la tétrade de certains Joncs et dans l'*Orchis mascula*. Dans le *Typha*, SCHAFFNER (21) a observé les quatre cellules disposées d'ordinaire normalement, mais souvent aussi en une seule rangée. Ce cas semble être général dans le genre *Asclepias* et les genres voisins d'après STRASBURGER (17) et FRYE (16), dans le *Zostera* d'après ROSENBERG (22) et aussi dans le *Neottia Nidus avis* d'après GOEBEL (23). Dans le *Zostera marina*, les divisions étant longitudinales et dans des plans parallèles, les quatre grains de pollen, remarquablement filiformes, sont placés côte à côte.

La cellule-mère, au lieu de se diviser, conformément à la règle générale, en quatre cellules polliniques, est-elle capable de se transformer directement en grain de pollen ? Le sac embryonnaire chez les *Lilium*, *Tulipa*, *Fritillaria*, etc., étant fourni directement, comme nous le verrons plus tard, par la cellule-mère primordiale, une réduction analogue dans l'ontogénèse ne peut-elle se rencontrer aussi dans le sac pollinique de quelques plantes ? SYDNEY H. VINES (24) admettait qu'elle existe chez les Asclépiadées. On sait à présent, depuis les travaux de STRASBURGER (17), FRYE (16) et GAGER (18) qu'il n'en est rien, pas plus que dans le *Zostera* et les Cypéracées. Chez ces dernières, ELFVING (25), WILLE (20) et STRASBURGER (26) ont montré que la tétrade se forme bien à l'origine, mais que bientôt trois des noyaux se désorganisent, le quatrième devenant le noyau d'un grain de pollen unique. Plus récemment JUEL (27) qui a fait une étude complète du *Carex acuta*, a trouvé que les deux divisions nucléaires caractéristiques ont lieu et qu'une plaque nucléaire se forme après chaque division. Mais, les plaques cellulaires se résorbant bientôt, les quatre noyaux deviennent libres à l'intérieur de la cellule-mère. Trois des noyaux disparaissent alors, tandis que le quatrième devient le noyau d'un seul grain de pollen qui a pour paroi celle de la cellule-mère.

On voit ainsi que, lorsqu'on suit pas à pas le développement de la cellule-mère, on ne constate jamais sa transformation directe en grain de pollen. Mais une autre question se pose. La cellule-mère peut-elle donner naissance à un nombre de grains de pollen inférieur ou supérieur à quatre? Wille (20) a signalé sous ce rapport de nombreuses dérogations à la loi générale, mais qui ne viennent en rien infirmer cette dernière, car il faut bien dire que, si deux, trois, cinq, six ou sept grains de pollen ont pris naissance aux dépens de la cellule-mère dans telle ou telle espèce considérée, ce n'est jamais qu'exceptionnellement que le fait se constate (*).

En résumé, la règle est générale, et on peut dire que chaque cellule-mère pollinique fournit par deux bipartitions successives quatre grains de pollen. Nous ne nous occuperons pas dans la suite de la structure si variée que peut présenter le grain de pollen ; le contenu seul de ce grain continuera à attirer notre attention. Nous reviendrons dans un instant sur l'organisation du grain de pollen, au stade où nous l'avons laissé, c'est-à-dire à l'état de cellule pourvue d'un unique noyau. C'est que nous ne sommes pas encore au bout des modifications dont il doit être le siège. Mais il importe, dès main-

(*) D'après Wille, deux grains de pollen seraient le résultat d'une seule division de la cellule-mère. Dans le cas de trois grains, la première division serait inégale, et la plus grande cellule seule se diviserait ensuite. Un plus grand nombre de grains de pollen proviendraient de la division ultérieure d'un ou de plusieurs noyaux de la tétrade primitive. Dans leur étude de l'*Hemerocallis fulva*, où six à neuf grains de pollen peuvent se former aux dépens de la cellule-mère, Strasburger (28), Juel (29), Fullmer (9) ont trouvé une explication du nombre irrégulier des grains de pollen. Strasburger a découvert que les chromosomes qui ne passent pas à l'un ou l'autre pôle dans la première mitose, donnent naissance à de petits grains de pollen. Juel, dans son étude plus récente, confirme les observations de Strasburger, et trouve que des chromosomes peuvent se diviser à leur tour pour donner naissance à des noyaux qui s'organiseront ensuite à l'état de cellules. Fullmer émet une opinion, déjà citée plus haut, à savoir que les grains de pollen surnuméraires proviennent de la division d'un ou de plusieurs noyaux de la étrade.

tenant, de faire quelques pas en arrière et, considérant les cellules-mères polliniques, de montrer quel changement important est survenu dans leur composition, dès la première bipartition de leur noyau. Nous voulons parler de la réduction du nombre des chromosomes.

Réduction chromatique. — C'est au moment de la première division de la cellule-mère pollinique qu'apparaît une différence capitale dans le noyau qui doit donner naissance aux quatre grains de pollen.

Si l'on s'adresse au Lis ou à la Fritillaire, par exemple, on voit, qu'au moment de la division, les noyaux des cellules-mères primordiales, ainsi que ceux des cellules somatiques ou végétatives, présentent, sauf de très rares exceptions, 24 segments chromatiques. Mais, dès la première bipartition des cellules-mères définitives qui donnent naissance aux quatre grains de pollen, ce nombre tombe brusquement à 12; cette réduction de moitié du nombre des chromosomes est liée à la sexualité, c'est-à-dire aux transformations d'ordre intime qui, d'un noyau jusque-là neutre, font un noyau sexuel. Si l'on ajoute que, dans les deux exemples choisis, il existe toujours dans les noyaux des cellules-mères polliniques 12 segments chromatiques, qu'on retrouvera dans les noyaux générateurs, on sera amené à cette conclusion, également vraie d'ailleurs pour les animaux, que le fait le plus saillant qui résulte de la comparaison des noyaux végétatifs et des noyaux sexuels, consiste, avant tout, dans la fixité et dans la réduction numérique des chromosomes chez ces derniers. Le nombre des éléments chromatiques étant identiquement le même dans le noyau femelle, comme nous le verrons plus tard, on peut juger dès maintenant de l'importance de ce fait au point de vue de la transmission des propriétés héréditaires. Ces deux noyaux, sur lesquels nous aurons à revenir au chapitre même de la fécondation, sont donc, au point de vue du nombre des segments chromatiques, des demi-noyaux; cette réduction du nombre des chromosomes dans les éléments sexuels est nécessaire, on le conçoit, pour empêcher qu'il n'aille en doublant à chaque fécondation.

Dans les plantes, les premiers exemples de fixité et de réduction numérique des chromosomes ont été fournis par les observations de Guignard [(30) p. 40] et de Strasburger [(31) p. 238].

Les recherches de ces dernières années sont venues confirmer les premières observations. Elles ont montré que la réduction numérique apparaît dans les cellules-mères définitives (homologues des spermatocytes de premier ordre) du sac pollinique des Phanérogames ou des sporanges des Cryptogames supérieures, au moment où elles vont former, par deux bipartitions successives, quatre grains de pollen ou quatre spores.

Le nombre de chromosomes est très variable d'un genre à l'autre. On en a compté 6 dans le *Naias major*, *Zostera marina*, *Trillium*, etc., 8 dans *Allium*, *Alstræmeria*, etc., 12 dans *Lilium*, *Helleborus*, 16 dans *Nuphar*, 32 dans *Nymphæa*, 40 environ dans *Magnolia*. Dans les Fougères on en a compté jusqu'à 60 chez le *Pteris*.

Les espèces d'un même genre possèdent habituellement le même nombre de chromosomes. Rosenberg (32) a cependant trouvé que, dans le genre *Drosera*, les *D. rotundifolia* et *D. longifolia* possèdent respectivement 20 et 40 chromosomes dans leurs cellules végétatives, 10 et 20 chromosomes dans leurs cellules-mères du pollen. Chose plus remarquable, dans l'hybride de ces deux espèces, les cellules des organes végétatifs ont leur noyau pourvu de 30 chromosomes, et, dans les cellules-mères du pollen, le nombre de chromosomes que l'on rencontre le plus fréquemment est quinze. On peut toutefois y rencontrer, dans la même anthère, 20 et quelquefois 10 chromosomes (*).

Les zoologistes appellent généralement « nombre normal » ou « nombre typique » le nombre caractéristique des chromosomes dans les tissus végétatifs. En réalité, il représente le « maximum » qui peut être atteint par une espèce donnée, mais qui ne l'est pas

(*) Disons en passant que, chez les hybrides dont les étamines ne sont pas transformées en staminodes, le pollen offre, d'après Guignard (33), un arrêt de développement, qui peut se manifester aussitôt après la formation des grains. « Ou bien, dit-il, le jeune grain, avec son noyau primitif, ne s'accroît pas et meurt ; ou bien, tout en s'accroissant pour devenir en apparence normal, il ne divise pas son noyau et reste, par suite, dépourvu du pouvoir générateur, tout en ayant parfois la faculté germinative, ce qui explique en partie pour quelle raison, dans certains cas, la fécondation n'a pas lieu, alors même que le tube pollinique peut se former sur le stigmate de la fleur ; ou bien encore une partie des grains de pollen, pourvus de leurs deux noyaux, perdent leurs caractères normaux avant la déhiscence des anthères, ce qui entraîne également l'impuissance fonctionnelle. »

Il en est de même pour l'organe femelle où, dans l'ovule, le sac embryonnaire peut faire complètement défaut. (Guignard, 33 ; Tischler, 34.)

toujours. « Aussi, fait observer GUIGNARD [(35) p. 477], l'expression de « *nombre normal* » ou de « *nombre typique* » devrait plutôt s'appliquer au nombre réduit que l'on trouve dans les cellules sexuelles, puisqu'il est ici d'une constance sinon absolue, tout au moins beaucoup plus grande. »

Mais si la réduction numérique est nécessaire pour empêcher que le nombre des chromosomes ne devienne double à chaque fécondation, et si elle ne s'accompagne pas d'une disparition ou d'une élimination d'une partie des chromosomes, il faut pourtant que la masse de chromatine subisse aussi une réduction quantitative. Ce résultat est obtenu, chez les animaux, par la rapidité avec laquelle se produisent les deux divisions de maturation de la cellule-mère sexuelle, qui ne sont pas séparées par un stade de repos. Après la seconde division, la cellule spermatique ou l'œuf ne renferme plus que la moitié de la quantité de chromatine contenue dans un noyau ordinaire au sortir de la division mitosique.

« Au premier abord, dit GUIGNARD [(35) p. 480], il paraît en être de même chez les plantes, dans la cellule-mère définitive du pollen, dont les deux divisions se succèdent également avec rapidité. Toutefois, les choses ne sont pas aussi comparables qu'on pourrait le supposer, en ce sens que les deux divisions ne terminent pas le développement, puisque chacune des quatre cellules polliniques doit encore former deux cellules génératrices. Or, la formation de ces dernières est, le plus souvent, précédée d'une phase de repos, variable, il est vrai, suivant les plantes, mais en tout cas largement suffisante pour permettre à la nutrition d'augmenter la masse chromatique du noyau. »

« Quoi qu'il en soit, si la façon dont la réduction quantitative se trouve réalisée chez les plantes ne comporte pas une explication aussi simple que chez les animaux, elle n'en doit pas moins accompagner la réduction numérique. »

Une autre question, importante au point de vue de l'explication des phénomènes de l'hérédité, est celle de savoir si la réduction chromatique, numérique et quantitative, est ou n'est pas en même temps qualitative dans les noyaux sexuels.

Tous les phénomènes de la fécondation venant confirmer l'idée que le filament chromatique du noyau est le substratum matériel des qualités héréditaires, il ne peut être question de réduction qualitative qu'autant que l'on suppose que les chromosomes diffèrent qualitativement les uns des autres. En est-il ainsi ?

On peut supposer, avec Weismann, que ces qualités héréditaires sont liées aux granulations ou microsomes du filament, c'est-à-dire à des corps individualisés, auxquels ce savant donne le nom d'*ides*. Les ides, possédant des qualités différentes, sont disposés dans le filament en une série linéaire ; de sorte que les chromosomes ou *idantes*, qui dérivent par segmentation transversale du filament, doivent renfermer des ides, de propriétés diverses, et par conséquent différer qualitativement les uns des autres.

Dans le cas de la division des cellules végétatives, le filament nucléaire subit un dédoublement longitudinal qui se retrouve par conséquent dans chacun des chromosomes. Chaque microsome chromatique s'est ainsi partagé en deux parties semblables, et chaque chromosome distribue, comme on sait, ses deux moitiés entre les deux nouveaux noyaux qui, dès lors, ne diffèrent pas qualitativement l'un de l'autre et renferment le même nombre d'ides. Mais, d'après Weismann et d'autres auteurs, il n'en serait plus de même dans la division sexuelle : les chromosomes, lors de la seconde division, au lieu de subir le dédoublement longitudinal, se couperaient en travers, d'où une réduction dans le nombre des ides et une différence qualitative dans les nouveaux chromosomes ainsi formés et, par suite, dans les noyaux reproducteurs. C'est là le phénomène que les auteurs précités désignent plus spécialement sous le nom de *division réductionnelle*, par opposition à la *division équationnelle*, c'est-à-dire à la division longitudinale des chromosomes produisant par conséquent des chromosomes-filles identiques.

Ainsi comprise, cette division a vivement préoccupé les biologistes et provoqué dans ces dernières années, surtout en zoologie, de très nombreux travaux, dont les résultats tantôt concordent avec l'hypothèse de Weismann, tantôt la contredisent.

En présence du même désaccord entre les botanistes, Guignard (35) a repris la question, et, pour étudier le développement du pollen, il a choisi de préférence le *Naias major*, plante plus favorable que toute autre pour un travail de ce genre, à cause du nombre peu élevé de chromosomes que possèdent les noyaux sexuels. Ce nombre, en effet, se réduit à 6.

Si nous considérons dans cette plante (Fig. I) le noyau de la cellule-mère définitive du pollen au moment où les segments chroma-

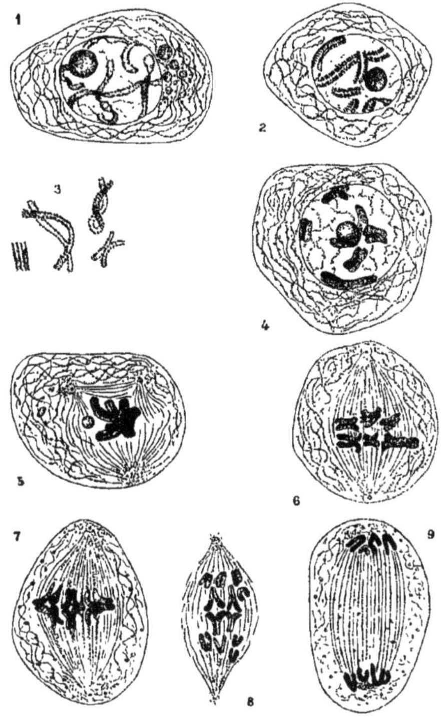

Fig. I. — *Naias major* (d'après Guignard).
Première division de la *cellule-mère* pollinique (Division *hétérotypique*). *Gr.* 640 (sauf 3 dont le gross. est de 750).

tiques se montrent libres, on peut voir à leur intérieur deux séries parallèles de granulations chromatiques parfaitement distinctes dans le substratum de linine du filament. Ces deux séries sont plus ou moins écartées l'une de l'autre, sauf aux endroits où elles restent accolées par soudure ou torsion (Fig. I, 1). C'est là la première manifestation du dédoublement longitudinal des chromosomes.

Les segments, formés de deux moitiés semblables, peuvent être facilement comptés : ils sont au nombre de 6, mais de longueur très inégale, dans l'exemple dont il s'agit.

Pendant un certain temps, ces granulations restent disposées en une série unique dans chaque moitié du chromosome, mais dans chacune de ces moitiés apparaissent, à un moment donné, deux nouvelles séries de granulations, résultant, sans nul doute, d'un second dédoublement longitudinal analogue à celui que nous avons vu se produire dans le filament nucléaire primitif (Fig. I, 2). Cette disposition bisériée des granulations est plus visible dans le dessin 3, représenté à un plus fort grossissement, et où les deux moitiés se montrent distinctes. La petitesse des granulations chromatiques, qui devraient être à ce stade plus grosses qu'elles ne le sont s'il n'y avait pas eu un second dédoublement, mérite d'être remarquée. On verra dans la suite l'importance de cette observation. Le stade que nous venons de considérer n'est que transitoire. Bientôt, par suite de contraction des granulations chromatiques dans chacune des moitiés du chromosome, et aussi d'une soudure plus ou moins complète de ces moitiés dans toute leur longueur, ces bâtonnets ne paraissent plus former qu'un bâtonnet simple et homogène (Fig. I, 4).

Parfois, dans chaque paire, ces moitiés restent quelque peu distinctes ou même écartées à l'un des bouts (Fig. I, 5). Mais, en définitive, chaque chromosome comprend ici deux moitiés plus ou moins distinctes, formées elles-mêmes de deux parties confondues l'une avec l'autre et devenues méconnaissables ; il est donc quadruple et constitué par quatre bâtonnets intimement soudés par paires.

Au stade de la plaque nucléaire (Fig. I, 6), chaque chromosome présente ses deux moitiés plus ou moins isolées, adhérentes à leur extrémité interne, aux faisceaux de fils qui les entraîneront vers les pôles, au stade de la métakinèse.

Mais, au moment où les deux paires en question commencent à s'écarter l'une de l'autre, les deux bâtonnets, jusque-là dissimulés dans chacune d'elles, deviennent visibles. En même temps qu'elles se séparent, d'abord par leurs extrémités internes, c'est-à-dire les plus rapprochées du fuseau, les deux bâtonnets s'isolent simultanément dans l'une et dans l'autre, aux extrémités opposées tournées vers la périphérie, en formant deux V, qui restent soudés par les extrémités de leurs branches les plus rapprochées des pôles. De cette façon, les deux paires de chromosomes, comme ceux situés au premier plan (Fig. I, 7), présentent l'aspect d'un rhombe. En 8, plusieurs des chromosomes sont soudés dans chaque paire en forme de V, et dans les deux cas on peut voir que le V n'est pas formé d'un bâtonnet unique, mais de deux bâtonnets frères.

Pendant leur transport aux pôles, les branches du V se rapprochent de nouveau et s'accolent plus ou moins l'une à l'autre dans toute leur longueur ; mais pendant la reconstitution nucléaire les deux bâtonnets s'écartent de nouveau, sans toutefois cesser de rester soudés par leurs extrémités polaires (Fig. I, 9).

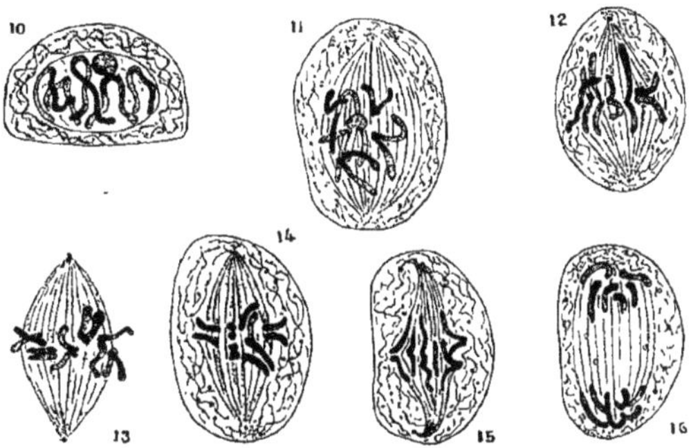

Fig. II. — *Naias major* (d'après Guignard).
Division de l'une des deux *cellules-filles* issues de la première division de la cellule-mère pollinique (*Division homotypique*). Gr. 640.

Chaque noyau, formé ainsi de 6 chromosomes doubles, se reconstitue. Une membrane nucléaire apparaît, en même temps qu'à son intérieur se montre un nucléole.

A l'équateur du tonnelet se différencie la plaque cellulaire granuleuse précédant la cloison définitive, qui, dans le cas du *Naias*, comme de la majorité des Monocotylédones, doit compléter la première division de la cellule-mère pollinique.

Examinons maintenant (Fig. II) la seconde division, c'est-à-dire celle de l'un des noyaux-frères.

Il ne s'écoule que peu de temps entre les deux divisions. Le début de la mitose se manifeste par la contraction des replis filamenteux du noyau et par la prompte apparition de chromosomes libres (Fig. II, 10), à l'intérieur desquels les granulations chromatiques ne forment qu'une série unique. A un moment donné, ces granulations se confondent dans leur substratum de linine, et les chromosomes deviennent homogènes. Chose importante, on ne constate, à aucun moment de la contraction, de dédoublement longitudinal comme à la première division. Il est facile de compter à l'intérieur du noyau 6 chromosomes, pour la plupart coudés en leur milieu, quelle que soit leur longueur relative. Le coude sépare deux branches égales ; il est situé ordinairement du côté où se trouvait le pôle dans la première division.

Il est bien certain que ces 6 chromosomes sont les mêmes que ceux qui s'étaient rendus à chaque pôle durant la première division pour former les deux noyaux-frères, et le coude de chacun d'eux, dans la seconde division, correspond à la pointe du V dans la première. Le dessin 11 ne laisse pas de doute à cet égard.

A un stade ultérieur les chromosomes ont presque tous leur coude placé dans le plan équatorial de la figure ou dans son voisinage ; la plaque nucléaire offre alors les divers aspects représentés en 12 et 13. Ensuite, les branches de chaque chromosome, plus ou moins écartées, se rabattent en général dans le plan équatorial : c'est alors que la métakinèse commence. Les deux branches se séparent et s'écartent l'une de l'autre au niveau du coude primitif (Fig. II, 14), puis les faisceaux de fils rétractiles entraînent en sens inverse vers les pôles les extrémités séparées, qui ne sont bientôt plus en contact que par leurs bouts périphériques (Fig. II, 15). Les branches s'isolent enfin complètement pour se rendre aux pôles (Fig. II, 16), où elles arrivent en présentant pour la plupart la forme de bâtonnets crochus, qui se recourbent de plus en plus et se serrent les uns contre les autres avant la reconstitution nucléaire.

Les deux noyaux, issus de la première division de la cellule-mère, sont le siège des mêmes phénomènes, et, finalement, le cloisonnement du protoplasme achève la formation des cellules polliniques.

D'après l'exposé qui précède, les quatre noyaux reçoivent donc chacun 6 chromosomes simples, mais, en réalité, les 24 *chromo-*

somes simples destinés à ces noyaux étaient déjà formés dès les premières phases de la division de la cellule-mère pollinique définitive.

A cette première division de la cellule-mère définitive du pollen on a donné le nom de « *division hétérotypique* ».

La seconde division qui ne consiste que dans la séparation pure et simple des deux branches de chaque chromosome double provenant de la première division, est appelée par certains auteurs « *division homotypique* ».

La nouvelle division, qui doit ensuite, dans le grain de pollen, donner naissance au noyau générateur et au noyau végétatif, se fait suivant le mode habituel : simple dédoublement longitudinal des segments chromatiques au stade de la plaque nucléaire. C'est là la « *division typique* » (*).

La seconde division a simplement pour objet de distribuer à part égale, entre les quatre noyaux sexuels auxquels elle donne naissance, les chromosomes déjà formés pendant la première division ; elle diminue de moitié la quantité de nucléine qu'ils reçoivent, comparée à celle que possèdent les noyaux végétatifs au sortir de la mitose ordinaire ; mais, pas plus que la première division, elle n'est réductrice au point de vue qualitatif, et les quatre noyaux sont équivalents sous le rapport des propriétés héréditaires.

Le résultat acquis par Guignard, à savoir que dans le *Naias* le nombre définitif des chromosomes se trouve déjà réalisé dès les prophases de la première division de la cellule-mère sexuelle, concorde avec les observations de Farmer (36) sur la division des cellules-mères des spores chez certaines Hépatiques, et avec celles de Brauer (37) sur les spermatocytes de l'*Ascaris megalocephala*.

La même conclusion se dégage des recherches de Meves (38) sur les spermatocytes de la Salamandre.

Les faits observés un peu auparavant par Belajeff (39), quant au mode de formation et de séparation des chromosomes secondaires dans l'*Iris*, sont également en accord avec les données qui précèdent, mais ce savant explique d'une autre façon l'origine des chro-

(*) Si l'expression « *hétérotypique* » indique bien par elle-même qu'il s'agit d'une division différente de la division typique, il importe de remarquer que la désignation « *homotypique* » n'équivaut nullement, comme on pourrait le croire d'après l'étymologie du mot, à l'expression « *typique* ».

mosomes primaires de la cellule-mère pollinique, de sorte que ses vues théoriques sont différentes (*).

§ 4. — Formation et division du noyau générateur *Formation des gamètes.*

Nous avons laissé le grain de pollen au moment où il se trouvait constitué par une cellule pourvue d'un unique noyau. Mais les choses n'en restent pas là, et depuis longtemps les observations de Strasburger [(44) p. 20] et de Elfving (25) nous ont fait connaître l'existence d'une division dans le grain de pollen des Angiospermes. Depuis les nouvelles recherches de Strasburger (45), on sait que, s'il est vrai que le cytoplasme se partage inégalement pour former deux nouvelles cellules, l'une végétative, l'autre génératrice, la plus petite cellule, contrairement à l'opinion d'abord admise, est celle qui est génératrice.

Presque aussitôt après sa naissance, la cellule génératrice devient libre dans le grain de pollen. Sa forme, rarement sphérique, fusiforme ou vermiforme, est généralement celle d'une lentille ou d'un croissant, dont le centre est occupé par le noyau ; ce dernier diffère de celui de la cellule végétative par son aspect particulier, l'absence ou la petitesse des nucléoles et sa beaucoup plus grande richesse en chromatine. A l'aide de réactions microchimiques, Guignard a réussi à colorer en rose vif, avec un mélange approprié de vert de méthyle et de fuchsine, le cytoplasme de la cellule génératrice et à le suivre dans sa destinée jusqu'au moment de la fécondation.

(*) Dans les cellules-mères polliniques du *Lilium*, la seconde division s'effectue, d'après Guignard [(35) p. 505] de la même façon que dans le *Naias*, c'est-à-dire sans dédoublement longitudinal.

Les recherches de Grégoire (40) établissent aussi d'une façon définitive que, chez les Liliacées, les chromosomes ne subissent pas de division transversale et qu'il n'intervient par conséquent aucune division réductionnelle dans le sens de Weismann.

Miss Sargant [(41) p. 208] avait bien observé, dans la formation des noyaux polliniques du *Lilium Martagon*, lors de la première division, la double scission longitudinale des granulations chromatiques dans chacun des chromosomes, mais elle n'en avait pas fait ressortir les conséquences.

Les résultats acquis, plus récemment, sur la même question, par Strasburger (42) et par Mottier (43), concordent absolument avec ceux des auteurs précités.

Si la cellule génératrice est quelquefois libre dans le grain de pollen, il arrive souvent aussi qu'elle soit complètement séparée de la cellule végétative par une cloison distincte et adhérente à la paroi du grain.

A part quelques rares exceptions signalées par Chamberlain (46) dans le *Lilium*, par Smith (47) dans l'*Eichornia crassipes*, par Fullmer (9) dans l'*Hemerocallis* et par Frye (16) dans l'*Asclepias*, le noyau végétatif ne se divise pas. Le noyau générateur présente, au contraire, ainsi que le protoplasme qui l'accompagne, une bipartition qui s'accomplit, tantôt à l'intérieur du grain de pollen, tantôt dans le tube pollinique lui-même. Dans tous les cas, le nombre des segments chromatiques qui entre dans la constitution de chacun d'eux est identique à celui que l'on observe dans les divisions successives qui s'effectuent dans les cellules-mères définitives du pollen.

Parmi les Monocotylédones, les deux noyaux se trouvent déjà tout formés, et avec des caractères analogues, dans le pollen adulte de plusieurs Graminées. Signalés d'abord dans cette famille par Strasburger (45), les noyaux générateurs ont été plus tard figurés par Golinski (48) dans le grain de pollen et dans le tube pollinique du Blé, par Cannon (11) dans l'*Avena* et Guignard (49) dans le *Maïs*. Schaffner (50,51) pour les *Alisma* et *Sagittaria*, Caldwell (13) pour le *Lemna* et Wiegand (10) pour le *Potamogeton* ont observé également la division précoce de la cellule génératrice à l'intérieur du grain de pollen. Chez d'autres Monocotylédones, au contraire, la division ne se fait que plus ou moins tardivement à l'intérieur du tube pollinique pendant sa marche dans le style. C'est ce qu'ont indiqué Guignard pour les Orchidées (8) et le Lis (52), Coulter et Rose (53) pour le *Tradescantia*, Smith (47) pour l'*Eichornia*, Wiegand (10) pour le *Convallaria*, Duggar (54) pour le *Symplocarpus*, Schaffner (55) pour l'*Erythronium*.

Le lieu de la division de la cellule génératrice peut d'ailleurs varier, non seulement dans le même genre, mais aussi dans la même espèce. Alors que dans le *Lilium tigrinum* cette division se fait dans le grain de pollen, il en est, au contraire, rarement ainsi dans le *Lilium philadelphicum*. C'est dire, et la chose a été observée par Chamberlain (46), que dans cette dernière espèce les deux cas peuvent se présenter. Pareille constatation avait été faite par Guignard dans le *Lilium Martagon*.

Chez les Dicotylédones, les exemples ne sont pas moins nombreux où la cellule génératrice se divise, soit à l'intérieur du grain de pollen, soit pendant le trajet du tube dans le tissu conducteur du style. Aussi la division plus ou moins précoce de la cellule génératrice ne peut-elle être invoquée comme un caractère d'infériorité ou de supériorité des Monocotylédones ou des Dicotylédones.

Lors de la germination du pollen, le noyau végétatif, qui n'a, nous le verrons, aucun rôle à jouer dans la fécondation, pénètre souvent le premier (excepté *Orchidées*) à l'intérieur du tube pollinique, suivi de la cellule génératrice ou des deux cellules issues de sa division. Ces dernières se distinguent facilement par leur aptitude à fixer les colorants nucléaires. C'est qu'en effet, dans bien des cas, elles paraissent constituées presque entièrement par de la substance nucléaire. « C'est à peine, dit Guignard [(56) p. 364], en parlant des gamètes mâles des Crucifères, si on arrive à distinguer, à leur périphérie, une mince auréole très peu colorable, représentant un cytoplasme propre. »

A l'intérieur du tube pollinique, les noyaux générateurs s'accroissent et grossissent sensiblement, tandis que le noyau végétatif s'allonge et s'amincit pour disparaître bientôt complètement.

Nous verrons plus tard le rôle de chacun de ces noyaux dans l'acte de la fécondation, mais, pour en terminer avec leurs caractères morphologiques, disons de suite que non seulement leur grosseur, mais encore leur forme peut notablement changer pendant le cours de leur évolution. De sphériques qu'ils sont au début, ils deviennent généralement ovoïdes ou plus ou moins allongés, parfois réniformes ou fusiformes. Nous aurons même l'occasion de les retrouver, au cours de notre travail, affectant la forme de véritables anthérozoïdes (*).

(*) Nous avons jusqu'à présent considéré la cellule génératrice comme ne subissant, par division indirecte, qu'une seule bipartition. Mais peut-il y avoir plus de deux noyaux générateurs ? Ce fait, excessivement rare, a été vu pour la première fois par Strasburger [(45) p. 17] dans des tubes polliniques de *Scilla* et d'*Ornithogalum*, et plus récemment Chamberlain a observé trois noyaux à l'intérieur de la cellule génératrice du *Lilium auratum*, mais ce sont là des cas tout à fait exceptionnels.

Nous abandonnons maintenant les noyaux générateurs au moment où le tube pollinique arrive au micropyle de l'ovule. C'est là que nous les retrouverons dès le début du chapitre traitant de la fécondation.

1. MIRBEL. Complément des observations sur le *Marchantia polymorpha*, suivi de recherches sur les métamorphoses des utricules et sur l'origine, les développements et la structure de l'anthère et du pollen des végétaux phanérogames. (*Mém. Acad. Sc.*, XIII, 375-436, pl. 1-10, 1832, 1833, 1835.)

2. F.-J.-F. MEYEN. Beiträge zur Pflanzenphysiologie, III, 419-434, 1837.

3. C. NÆGELI. Zur Entwickelungsgeschichte des Pollens. Zurich, 1842.

4. W. HOFMEISTER. Neuere Beobachtungen über Embryobildung der Phanerogamen. (*Jahrb. wiss. Bot.*, I, 82-188, pl. 7-10, 1858.)

5. E. WARMING. Untersuchungen über pollenbildende Phyllome und Kaulome. (*Hanstein's Bot. Abhandl.* 2., 1-90, pl. 1-6, 1873).

6. A. ENGLER. Beiträge zur Kenntniss der Antherenbildung der Metaspermen (*Jahr. wiss. Bot.*, X, 275-316, pl. 20-24, 1876).

7. L. GUIGNARD. Les centres cinétiques chez les végétaux (*Ann. Sc. nat.*, 8e sér., V, 177-220, pl. 9-11, 1898).

8. L. GUIGNARD. Recherches sur le développement de l'anthère et du pollen chez les Orchidées (*Ann. Sc. nat.*, 6e sér., XIV, 26-45, pl. 2, 1882).

9. E.-L. FULLMER. The development of the microsporangia and microspores of *Hemerocallis fulva* (*Bot. Gazette*, XXVIII, 81-88, pl. 7-8, 1899).

10. K.-M. WIEGAND. The development of the microsporangium and microspores in *Convallaria* and *Potamogeton* (*Bot. Gazette*, XXVIII, 328-359, pl. 24-25, 1899).

11. W.-A. CANNON. A morphological study of the flower and embryo of the wild oat, *Avena fatua* (*Proc. Calif. Acad. Sci.*, III, 1, 329-364, pl. 49-53, 1900).

12. H. LECOMTE. Sur la formation du pollen chez les *Anonacées* (*Bull. Mus. hist. nat.*, II, p. 152-153, 1896).

13. O.-W. CALDWELL. On the life history of *Lemna minor* (*Bot. Gazette*, XXVII, 37-66, 59 figures, 1899).

14. STRASBURGER. Zellbildung und Zelltheilung, édit. 3, Iéna, 1880.

15. Ed. TANGL. Die Kern und Zelltheilungen bei der Bildung des Pollens von *Hemerocallis fulva* (*Denkschr. d. math. naturw. Classe d. k. Akad. d. Wiss.*, *Wien*, XLV, p. 65-86, pl. 1, in-4, 1882).

16. T.-C. FRYE. Development of the pollen in some Asclepiadaceæ (*Bot. Gazette*, XXXII, 325-331, pl. 13, 1901).

17. STRASBURGER. Einige Bemerkungen zu der Pollenbildung bei *Asclepias* (*Ber. d. d. Bot. Ges.*, XIX, 450-461, pl. 24, 1901).

18. C.-S. GAGER. The development of the pollinium and sperm cells in *Asclepias Cornuti* (*Ann. of Bot.*, XVI, 123-148, pl. 7, 1902).

19. L. GUIGNARD. Remarques sur la formation du pollen chez les Asclépiadées (*C. R. A.S.*, 6 juillet 1903).

20. N. Wille. Ueber die Entwickel. der Pollenkörner der Angiospermen und das Wachsthum der Membranen durch Intussusception. Christiania, 1886.

21. J.-H. Schaffner. The development of the stamens and carpels of *Typha latifolia* (*Bot. Gazette*, XXIV, 93-102, pl. 4-6, 1897).

22. O. Rosenberg. Ueber die Pollenbildung von *Zostera* (*Meddel. Stockholms Högsk. Bot. Inst.*, 1901).

23. C. Goebel. Outlines of Classification and special morphology. English translation, 1887.

24. Sydney H. Vines. A Students Text-Book of Botany, p. 435, 1895.

25. F. Elfving. Studien über die Pollenkörner der Angiospermen (*Jenaisch Zeitsch. Naturwiss.*, XIII, 1-28, 1879 ; *Quart. Jour. Micr. Sci.*, XX, 19-35, 1880).

26. Strasburger. Neue Untersuchungen über den Befruchtungsvorgang bei den Phanerogamen. Iéna, 1884.

27. H.-O. Juel. Beiträge zur Kenntniss der Tetradenbildung (*Jahrb. wiss. Bot.*, XXXV, 626-659, pl. 15-16, 1900).

28. Strasburger. Ueber den Theilungsvorgang der Zellkerne und das Verhältniss der Kerntheilung zur Zelltheilung (*Archiv. Mikr. Anat.*, XXI, 476-590, pl. 25-27, 1882).

29. H-O. Juel. Die Kerntheilungen in den Pollenmutterzellen von *Hemerocallis fulva* und die bei denselben auftretenden Unregelmässigkeiten (*Jahr. wiss. Bot.*, XXX, 205-226, pl. 6-8, 1897).

30. L. Guignard. Recherches sur la structure et la division du noyau cellulaire (*Ann. Sc. nat.*, 6e sér., XVII, 5-59, 5 pl., 1884).

31. Strasburger. Ueber Kern-und Zelltheilung in Pflanzenreich. Iéna, 1888.

32. O. Rosenberg. Das Verhalten der Chromosomen in einer hybriden Pflanze (*Ber. d. d. Bot. Ges.*, XXI, 110-119, pl. 7, 1903).

33. L. Guignard. 1° Sur les organes reproducteurs des hybrides végétaux (*C. R. A. S.*, 26 octobre 1886).

2°. Observations sur les causes de stérilité des hybrides (*Bulletin de la Société de botanique de Lyon*, 1887).

34. G. Tischler. 1° Ueber eine merkwürdige Wachstumserscheinung in den Samenanlagen von *Cytisus Adami* (*Ber. d. d. Bot. Ges.*, XXI, 82-89, pl. 5, 1903).

2° Ueber Embryosack. - Obliteration bei Bastardpflanzen (*Beihefte zum Bot. Centralblatt*, XV, 2, 408-420, pl. 5, 1903).

35. L. Guignard. Le développement du pollen et la réduction chromatique dans le *Naias major* (*Arch. d'anat. microsc.*, II, fasc. 4, 455-509, pl. 19-20, 20 mars 1899).

36. J.-B. Farmer. 1° Studies on Hepaticæ. On Pallavicinia decipiens (*Ann. of Bot.*, VIII, p. 64, 1894).

2° On the spore-formation and nuclear-division in the Hepaticæ. (*Ann. of Bot.*, IX, 469-523, 3 pl., 1895).

37. A. Brauer. Zur Kenntniss der Spermatogenese von *Ascaris megalocephala* (*Arch. f. mikr. Anat.*, 1892).

38. Fr. MEVES. Ueber die Entwickelung der männlichen Geschlechtszellen von *Salamandra maculosa* (*Arch. f. mikr. Anat.*, XLVIII, 1-83, 5 pl., 1896).

39. W.-J. BELAJEFF. Ueber die Reductionstheilung des Pflanzenkernes (Vorlaüfige Mittheilung) (*Ber. d. d. Bot. Ges.*, XVI, 27-34, 11 fig., 1898).

40. V. GRÉGOIRE. Les cinèses polliniques chez les Liliacées (*La Cellule* XVI, 2e fasc., 234-296, 2 pl., 1899).

41. Ethel SARGANT. The formation of the sexual nuclei in *Lilium Martagon*: II. Spermatogenesis (*Ann. of Bot.*, XI, 187-224, pl. 10-11, 1897).

42. STRASBURGER. Ueber Reduktionstheilung, Spindelbildung, Centrosomen und Cilienbildner im Pflanzenreich. Iéna, 1900.

43. D.-M. MOTTIER. The behaviour of the chromosomes in the spore mother-cells of higher plants and the homology of the pollen and embryo-sac mother-cells (*Bot. Gazette*, XXXV, 250-282, pl. 11-14, 1903).

44. STRASBURGER. Ueber Befruchtung und Zelltheilung (108 p., 9 pl., Iéna, 1878).

45. STRASBURGER. Neue Untersuchungen über den Befruchtungsvorgang bei den Phanerogamen. Iéna, 1884.

46. C.-J. CHAMBERLAIN. Contribution to the life history of *Lilium philadelphicum*. The pollen grain (*Bot. Gazette*, XXIII, 423-430, pl. 35-36, 1897).

47. R.-W. SMITH. A contribution to the life history of the Pontederiaceæ (*Bot. Gazette*, XXV, 324-337, pl. 19-20, 1898).

48. St.-J. GOLINSKI. Ein Beitrag zur Entwicklungsgeschichte der Androceum und Gynaeceum der Gräser (*Bot. Centralb.*, 55, 1893).

49. L. GUIGNARD. La double fécondation dans le Maïs (*Journ. de Bot.*, XV, 37-50, 1901).

50. J.-H. SCHAFFNER. The embryo-sac of *Alisma Plantago* (*Bot. Gazette*, XXI 123-132, pl. 9-10, 1896).

51 J.-H. SCHAFFNER. Contribution to the life history of *Sagittaria variabilis* (*Bot. Gazette*, XXIII, 252-273, pl. 20-26, 1897).

52. L. GUIGNARD. Etude sur les phénomènes morphologiques de la fécondation (*Actes du Congrès de botanique de* 1889, C-CXLVI, pl. 2-5, parus dans *Bull. Soc. Bot. de France*, XXXVI, 1889).

53. J.-M. COULTER et J.-N. ROSE. The pollen spore of *Tradescantia virginica* (*Bot. Gazette*, XI, 10-14, pl. 1, 1886).

54. B.-M. DUGGAR. Studies in the development of the pollen grain in *Symplocarpus fœtidus* and *Peltandra undulata* (*Bot. Gazette*, XXIX, 99-133, pl. 3-10, 1900).

55. J.-H. SCHAFFNER. A contribution to the life history and cytology of *Erythronium* (*Bot. Gazette*, XXXI, 369-387, pl. 4-9, 1901).

56. L. GUIGNARD. La double fécondation chez les Crucifères (*Journ. de Bot.*, XVI, 361-368, 20 fig., 1902).

CHAPITRE II

GAMÈTE FEMELLE

§ 1. — Origine et développement du sac embryonnaire.

Nous passerons complètement sous silence les nombreuses observations auxquelles ont donné lieu la nature morphologique de l'ovule ainsi que le développement de cet organe et de ses téguments, pour ne nous occuper tout d'abord que de l'origine du sac embryonnaire, c'est-à-dire de cette grande cellule à l'intérieur de laquelle nous verrons plus tard s'effectuer la fécondation.

Parmi les botanistes du commencement du siècle dernier, R. Brown (1) est le premier qui se soit plus particulièrement préoccupé de la structure de l'ovule avant la fécondation. De ses observations il résultait que l'ovule le plus complet est formé d'un noyau ou d'une amande centrale parenchymateuse, recouverte par deux membranes, *testa* et *tegmen*, percées toutes deux d'une ouverture plus ou moins grande.

L'année suivante, Brongniart (2) attire l'attention sur la structure de cette amande. « Son intérieur, dit-il [(2) p. 237-238], présente avant la fécondation, au milieu d'un tissu utriculaire assez lâche, une petite vésicule formée par une membrane très fine et très transparente. Cette vésicule, arrondie ou allongée, quelquefois presque cylindrique, varie beaucoup pour son volume.... » A cette vésicule Brongniart donne le nom de « *sac embryonnaire* ». « Ce sac embryonnaire étant, ajoute-t-il, la partie de l'ovule dans laquelle se développe le jeune embryon, c'est sans contredit la plus importante de toutes les parties de l'ovule. »

Quelle est l'origine de ce sac embryonnaire ?

Les travaux de Hofmeister, qui parurent de 1849 à 1861, apportent sur la question quelque lumière et, sans présenter toute l'exactitude voulue, n'en constituent pas moins une étape nouvelle dans la connaissance de l'origine du sac embryonnaire.

D'après Hofmeister [(3) p. 671], chez les Orchidées, où l'ovule consiste en une seule série cellulaire revêtue d'une assise épidermique simple, le sac embryonnaire proviendrait de l'agrandissement de la cellule supérieure de cette série. Lorsque les ovules présentent une structure plus complexe, le sac embryonnaire aurait également pour origine une des cellules de la série axile du nucelle. Alors que toutes les autres cellules se multiplient, la cellule du sac augmente simplement de volume. Son noyau ne se divise pas, il se dissout, et, par suite d'une formation de noyaux cellulaires libres aux deux extrémités du sac embryonnaire, naissent les « *vésicules embryonnaires* » et les « *antipodes* ». Les premières sont au nombre de 2 ou 3, rarement plus ; les secondes, quand elles existent, sont en général au nombre de 3, sauf toutefois chez les Dicotylédones gamopétales, où il n'y en a habituellement qu'une seule pourvue d'une membrane cellulosique. Des trois vésicules embryonnaires, l'une occupe généralement le sommet du sac, tandis que les deux autres sont situées un peu plus bas. Ce sont des cellules nues ; mais, dans le *Crocus*, Hofmeister dit avoir vu une des vésicules, qui n'avait pas été fécondée, posséder une paroi de nature cellulosique.

Dès le début de ses recherches sur la fécondation et en prenant comme exemple l'*Orchis pallens*, Strasburger [(4) p. 29] reconnut l'inexactitude des faits qui précèdent et acquit la preuve que la grande cellule supérieure de la rangée axile du nucelle, qui touche à l'épiderme, ne devient pas directement le sac embryonnaire. « On la voit, dit-il, se partager vers le haut par une cloison horizontale, puis la petite cellule supérieure se divise encore une fois. » Peu de temps après, Strasburger [(5) p. 24] reconnaissait qu'en réalité c'est la cellule inférieure qui se partage une seconde fois vers le haut. Ensuite, la cellule inférieure, plus volumineuse, s'agrandit et, comprimant celles qui la surmontent, se développe en sac embryonnaire. Son noyau, ou noyau primaire du sac embryonnaire, se partage en deux parties ; chacune d'elles se rend à une des extrémités de la cavité ; une vacuole les sépare. Les deux nouveaux noyaux se divisent simultanément, dans des plans plus ou moins perpendiculaires l'un à l'autre ; les quatre noyaux formés se partagent encore, ce qui donne en définitive huit noyaux disposés en deux groupes, occupant chacun l'une des extrémités du sac embryonnaire. Pendant cette dernière division, des cloisons délicates prennent naissance entre les noyaux et forment trois cellules dans la partie supérieure et trois dans la partie inférieure ; le quatrième noyau d'en haut et le quatrième d'en bas restent libres et se fusionnent pour donner un noyau unique qui est le «*noyau secondaire du sac embryonnaire* ». Nous en verrons plus tard le rôle.

Des trois cellules du haut, deux constituent les « *synergides* » et la troisième l'«*oosphère*». Au fond du sac sont les trois cellules «*antipodes*». Strasburger étendit ses recherches à un grand nombre d'ovules et s'assura qu'il y a réellement trois vésicules embryonnaires au sommet et trois antipodes à la base. Les deux synergides sont généralement piriformes; leur noyau est plus rapproché du sommet et surmonte une vacuole qui en occupe la base. La vésicule sur laquelle s'exerce la fécondation est insérée un peu au-dessous, et présente au contraire son noyau à la base.

Il résultait de ces remarquables découvertes qu'il n'y a pas formation libre de cellules dans le sac embryonnaire et que le noyau unique placé entre l'appareil sexuel et les antipodes n'est pas, comme on l'avait cru jusque-là, le noyau primaire du sac embryonnaire, mais le produit de la fusion de deux noyaux.

Le travail de Strasburger était à peine connu que paraissait le mémoire de Warming (6) sur l'ovule.

Le savant danois, en choisissant comme exemple le *Ribes nigrum*, établit que la cellule qui doit donner naissance au sac embryonnaire appartient, par son origine, à l'assise sous-épidermique du nucelle.

L'une des cellules de cette assise, à peu près axile, se distingue de ses voisines par son volume et par l'aspect particulier de son plasma : c'est la « *cellule privilégiée* ». Elle se comporte de deux façons différentes : 1° chez les Gamopétales ou monochlamydées elle devient directement « cellule-mère du sac embryonnaire » ; chez les Dialypétales ou dichlamydées, elle se divise en deux cellules superposées : la supérieure de ces deux cellules reste indivise, ou bien produit un tissu plus ou moins compliqué constituant la « *calotte* »; l'inférieure est la « *cellule-mère primordiale* ».

Il se forme dans cette cellule-mère primordiale des cloisons transversales de nature particulière, souvent courbées et ondulées, épaisses et collenchymateuses, qui la divisent en 2, 3, 4, 5 cellules-filles superposées, que WARMING compare aux cellules-mères du pollen.

Pour WARMING, le sac embryonnaire provient de l'une des cellules-mères spéciales nées dans la cellule-mère primordiale : « les parois transversales se résorbent, et une seule cellule plus grande reprend la place du petit groupe et s'étend de plus en plus, en repoussant plus ou moins vite les autres cellules du nucelle [(6) p. 222]. »

Le mémoire de STRASBURGER ne fait pas modifier l'opinion de l'auteur qui considère les huit noyaux formés dans le sac embryonnaire comme représentant deux tétrades de spores. Si l'on considère le sac embryonnaire comme l'homologue d'une cellule-mère de pollen ou de spores, cette cellule donnerait ici naissance non pas à 4, mais à 8 spores.

En 1878, VESQUE (7) admet, avec WARMING, que la cellule-mère primordiale du sac embryonnaire se divise en plusieurs cellules-mères spéciales superposées, qu'il désigne, pour plus de commodité, par des numéros d'ordre. Le sac embryonnaire provient des cellules 1 et 2, dont la cloison séparatrice se résorbe. D'après cet auteur, deux cas sont possibles : 1° celui d'un sac embryonnaire à deux tétrades (Dialypétales et Monocotylées); 2° celui d'un sac embryonnaire à une seule tétrade (Gamopétales).

Dans le premier cas, les choses se passent comme le dit STRASBURGER : les deux cellules supérieures confondues renferment huit noyaux dont trois donnent l'appareil sexuel, trois l'appareil antipode ; les deux autres fonctionnent comme noyaux végétatifs des deux cellules et se confondent à la suite de la fusion des cellules elles-mêmes.

Dans le second cas, le noyau de la cellule 2 reste indivis; il se fusionne avec le quatrième noyau venu d'en haut; il n'y a par conséquent pas d'antipodes. Leur existence serait même un caractère d'infériorité dans la série des Angiospermes. Les autres cellules, 3, 4, 5, par suite du développement excessif des deux cellules confondues, se trouvent ordinairement logées dans un cœcum chalazien cylindrique. Lorsque la partie inférieure du sac embryonnaire reste étroite, comme dans la plupart des Gamopétales, le développement de ces cellules s'arrête là jusqu'à la fécondation : ce sont des « *anticlines* », selon l'expression de Strasburger. Lorsque, au contraire, le sac embryonnaire s'élargit dans toutes ses parties, ces cellules-mères spéciales peuvent toutes, ou la supérieure seulement, produire des tétrades.

Bientôt après, Strasburger (5) nie l'exactitude des résultats de Vesque et confirme les siens par des observations plus étendues.

Dans de nouvelles recherches publiées la même année, Vesque (8) maintient ses premières conclusions. Selon lui les anticlines peuvent être de trois sortes : 1° stériles, celles qui, une fois formées, cessent de se développer et sont bientôt comprimées par le sac embryonnaire proprement dit ; 2° actives, celles qui se divisent à plusieurs reprises après la fécondation et forment un endosperme, qui n'est, morphologiquement parlant, qu'un prothalle stérile; 3° cotyloïdes, celles qui, ne se divisant pas, envoient un ou plusieurs cœcums dans le tissu nucellaire, dans le tégument, ou même dans le placenta.

Ainsi, tandis que pour Strasburger le sac embryonnaire est dû à l'agrandissement d'une seule cellule inférieure, il provient pour Vesque de la fusion de deux cellules supérieures. Là où le premier trouve des antipodes véritables, le second ne voit que des anticlines et pas d'antipodes.

Les résultats étaient donc tout opposés, et comme les deux auteurs cherchaient l'un et l'autre à établir les homologies qui existent entre les organes reproducteurs des Phanérogames et ceux des Cryptogames vasculaires, les interprétations étaient forcément différentes.

En présence de ces opinions, Fischer (9) étudie, en 1880, l'évolution du sac embryonnaire dans un certain nombre de Monocotylédones et dans quelques Dicotylédones dialypétales. Ses résultats ne font que confirmer les assertions de Strasburger.

Quant aux conclusions de Marshall Ward (10) sur le développement du sac embryonnaire du *Butomus umbellatus*, elles ne concordent pas avec celles de VESQUE, mais l'auteur croit toutefois que les phénomènes qui surviennent dans le cours du développement ne peuvent encore recevoir une explication satisfaisante.

Dans leur notice parue vers la fin de la même année, TREUB et MELLINK (11) admettent que les choses ne se passent pas toujours comme l'indique STRASBURGER. Le sac embryonnaire résulte bien, dans la majorité des cas connus de l'agrandissement de la cellule inférieure, d'une rangée de cellules plus ou moins nombreuses. Mais parfois, quand il n'y a que deux cellules formées dans la cellule-mère primitive, c'est tantôt la supérieure, tantôt l'inférieure qui s'agrandit (*Narcissus Tazetta*); parfois aussi c'est constamment la supérieure (*Agraphis patula*). Enfin, il est des cas où une cellule sous-épidermique ne se divise pas et devient directement sac embryonnaire (*Lilium*, *Tulipa*).

Laissant de côté pour l'instant le travail de TREUB (12) sur le développement du sac embryonnaire du *Loranthus sphærocarpus*, travail sur lequel nous aurons à revenir incidemment dans le cours de cette étude, nous voyons paraître ensuite, en 1882, sur ce sujet si controversé, l'important mémoire de GUIGNARD (13).

Après avoir répété les observations de WARMING, de STRASBURGER et de VESQUE, l'auteur étend ses recherches à près de 40 familles (Monocotylédones et Dicotylédones dialypétales et gamopétales), dont nous retiendrons pour l'instant les résultats suivants :

Le sac embryonnaire ne provient jamais de la fusion de deux cellules ; il est dû constamment à l'agrandissement d'une seule cellule.

La formation du sac embryonnaire présente une très grande uniformité chez les Phanérogames. Ce sac a toujours pour point de départ une cellule privilégiée d'origine sous-épidermique dans le nucelle ovulaire. Exceptionnellement, comme l'avaient montré TREUB et MELLINK, cette cellule sous-épidermique ne se divise pas, dans le *Lilium* et le *Tulipa*, et devient directement le sac embryonnaire.

Dans la plupart des cas cette cellule prend un accroissement plus considérable que ses voisines et se divise en deux cellules superposées : une supérieure, qui forme ordinairement une couche de revêtement appelée « *calotte* » ; une inférieure, qui est la « *cellule-mère primordiale du sac embryonnaire* ». Celle-ci, chez les Monocotylédones, devient parfois directement le sac embryonnaire (*Commelyna*,

Narcissus); mais le plus souvent elle se cloisonne en deux (*Cornucopiæ*, *Tricyrtis*), trois (*Canna*, *Yucca*, etc.) ou même quatre cellules-filles (*Bilbergia*, plusieurs Graminées d'après Fischer, *Hemerocallis*, *Tritonia*, d'après Strasburger).

Chez les Dialypétales, la cellule-mère donne naissance soit à trois cellules-filles formées en direction basipète (*Œnothera*, *Saxifraga*, *Clematis*, etc.), soit à quatre cellules-filles nées par bipartition des deux premières (*Cuphea*, *Malva*, *Helleborus*, etc.), soit enfin à un plus grand nombre (jusqu'à six chez les Rosacées).

Chez les Gamopétales, la formation de quatre cellules-filles paraît être le cas général (excepté *Lonicera*, souvent *Lobelia*, etc.).

Parmi les cellules-filles formées, une seule donne le sac embryonnaire. Dans les Angiospermes, cette cellule est presque toujours la cellule-fille inférieure. Si c'est la supérieure ou la seconde à partir du sommet les cellules-filles inférieures forment des « *anliclines* ». Mais il faut bien faire remarquer que les autres cellules-filles ont une tendance à jouer le même rôle, et deux cellules adjacentes divisent parfois leur noyau comme celui de la cellule du sac. Une certaine équivalence peut donc s'établir entre les cellules-filles, comme l'ont montré les premiers Treub et Mellink. Quoi qu'il en soit, les cellules-filles sont les homologues des cellules-mères définitives du pollen, qui sont généralement plus nombreuses dans le sac pollinique.

A la suite de ce travail de Guignard, la science est en possession de connaissances précises sur l'origine du sac embryonnaire et aussi, comme nous le verrons plus tard, sur les formations dont il est le siège. Mais avant d'aborder l'étude des phénomènes qui s'accomplissent à l'intérieur du sac embryonnaire jusqu'à sa constitution définitive, nous pensons que, pour plus de clarté, il est préférable d'exposer dès maintenant tous les résultats de nos connaissances actuelles sur l'origine même du sac embryonnaire.

Tout d'abord, le sac embryonnaire prend-il toujours naissance à l'intérieur d'un nucelle bien différencié ?

D'après Van Tieghem [(14) p. 403], il existe actuellement chez les Dicotylédones jusqu'à onze familles possédant des ovules sans nucelle, et parmi elles, les Santalacées. Que cette dernière famille soit rangée parmi les Innucellées, ou qu'on la considère comme pourvue d'ovules réduits à leur nucelle, peu importe. Ce qu'il y a de certain, c'est que chez toutes ces familles, malgré les dégradations morphologiques de leurs organes reproducteurs femelles, la cellule-mère du sac embryonnaire naît à l'extrémité même de l'ovule rudimentaire et, comme à l'ordinaire, sous l'épiderme.

Chez les Loranthinées, auxquelles se rattachent les Balanophoracées, le degré de simplification est encore plus grand. Dans le Gui, en particulier, il n'y a même plus d'ovule rudimentaire, et le sac embryonnaire provient d'une cellule du parenchyme carpellaire non différencié.

D'après ce qui a été dit plus haut, et en règle générale, il ne se forme à l'intérieur du nucelle qu'une seule cellule-mère primordiale du sac embryonnaire. Dans un certain nombre de cas cependant, et les Rosacées en fournissent le plus bel exemple, plusieurs cellules sous-épidermiques, contiguës à la cellule axile normale, sont le siège des mêmes développements que cette dernière, ce qui donne autant de cellules-mères, mais ici encore une seule arrive à maturité et engendre le gamète femelle.

C'est en 1878 que, pour la première fois, STRASBURGER [(5) p. 14], étudiant le *Rosa livida*, reconnut l'existence de plusieurs cellules-mères du sac embryonnaire. Le fait se trouve généralisé dans cette famille, d'abord par les recherches de FISCHER (9) et de GUIGNARD [(13) p. 155], plus tard, par celles de MURBECK (15) et surtout de PÉCHOUTRE (16).

Dans les Saxifragacées, famille voisine des Rosacées, WEBB (17) a signalé également, dans l'*Astilbe*, la pluralité des cellules-mères du sac embryonnaire.

En 1891, TREUB (18) observe le même fait dans le *Casuarina*, où les cellules-mères primordiales ne sont pas toutes d'origine sous-épidermique.

Les Amentacées semblent aussi être caractérisées par le grand nombre de leurs cellules-mères primordiales, d'après les travaux de Miss BENSON (19), CHAMBERLAIN (20), CONRAD (21) et KARSTEN (22), bien qu'il n'existe qu'une seule cellule-mère dans l'*Alnus* et le *Betula*.

Les Renonculacées offrent souvent aussi 2 à 5 cellules-mères primordiales. d'après GUIGNARD (13) et MOTTIER (23), et jusqu'à 13 dans le *Ranunculus septentrionalis*, d'après COULTER (24).

Beaucoup d'autres exemples pourraient encore être cités chez les Dicotylédones où la cellule primordiale n'est pas unique (*Helianthemum, Capsella, Viscum, Asclépiadées, Rubiacées, Composées*).

Chez les Monocotylédones, la pluralité des cellules-mères du sac embryonnaire est plutôt exceptionnelle. GUIGNARD (13) signale à cet égard l'*Ornithogalum pyrenaïcum* et BERNARD (25) le *Lilium candidum*.

Dans tous les cas, un seul sac embryonnaire prévaut en définitive sur les autres, et il est rare de trouver finalement deux sacs embryonnaires complets, comme MOTTIER (23) l'a observé dans le *Delphinium tricorne*.

Nous avons vu que la cellule sous-épidermique s'accroît rarement directement en sac embryonnaire, et que d'ordinaire elle se divise en deux cellules superposées, dont la supérieure constitue la « *calotte* », tandis que l'inférieure devient la « *cellule-mère primordiale du sac embryonnaire* ».

La calotte ainsi formée peut n'avoir qu'une durée éphémère et être bientôt résorbée, mais dans certains cas elle peut subir toute une série de cloisonnements, dont l'ensemble constitue un tissu de revêtement correspondant à la paroi du sac pollinique. Cette homologie est surtout frappante dans le cas des Rosacées.

La cellule-mère primordiale, avons-nous dit, se divise en un certain nombre de cellules-filles, 2, 3 ou 4, dont l'une seulement devient le sac embryonnaire. Nous croyons superflu d'ajouter, en les choisissant parmi les travaux le plus récemment parus, de nouveaux exemples à ceux que nous avons signalés plus haut. Disons simplement que les cellules-filles qui ne concourent pas à la formation définitive du sac embryonnaire, sont ordinairement digérées.

Maintenant que nous connaissons l'origine de la cellule qui doit donner naissance au sac embryonnaire, suivons pas à pas les modifications dont elle va être le siège.

Les recherches de STRASBURGER [(4) p. 31 et suiv.] nous avaient appris que le noyau de cette cellule, le « noyau primaire », fournit, par des bipartitions répétées, huit noyaux répartis en deux groupes, quatre en haut et quatre en bas, que trois des noyaux de la tétrade supérieure donnent l'« *oosphère* » ou cellule destinée à être fécondée et les deux « *synergides* », tandis que trois des noyaux de la tétrade inférieure donnent les « *cellules antipodes* ». Le quatrième noyau d'en haut et le quatrième d'en bas se rapprochent et se fusionnent pour former le « *noyau secondaire* » du sac embryonnaire.

Les travaux de Guignard (13), sur le sac embryonnaire, ne tardèrent pas à venir confirmer cette grande découverte. Les nombreux exemples fournis par ce savant ne laissaient plus de doute sur le mode de formation du sac embryonnaire et en particulier sur celui du noyau secondaire. Les deux noyaux qui se fusionnent pour lui donner naissance sont désignés par lui, en raison de leur situation primitive dans la cavité du sac, sous le nom de « *noyaux polaires* ».

Différenciation de l'appareil sexuel femelle. — Dès la première division du noyau primaire du sac, Guignard [(26) p. 183 et suiv.] attire l'attention sur un fait important, qui témoigne de la différenciation de ce noyau par rapport à celui des cellules avoisinantes du nucelle. Si en effet nous prenons encore, comme pour le pollen, le Lis pour exemple, nous voyons que dans le tissu cellulaire les noyaux montrent tous, au moment de leur entrée en division, les 24 segments chromatiques qui, dans cette plante, caractérisent les cellulles végétatives ou somatiques. Mais, lors de son entrée en division, le noyau du sac n'offre plus que 12 segments chromatiques, au lieu de 24, comme d'ailleurs celui des cellules-mères définitives des grains de pollen dont il est l'homologue. Ici encore, par conséquent, la réduction est exactement de moitié, et, comme dans le cas de la cellule-mère pollinique, elle apparaît brusquement dans le noyau du sac qui s'était constitué à l'origine avec 24 bâtonnets.

Après leur formation, les deux nouveaux noyaux, dans la composition desquels entre le même nombre de segments chromatiques, se montrent tout d'abord entièrement semblables l'un à l'autre sous le rapport de la structure et des réactions. Mais, quand les deux noyaux s'éloignent du centre du sac embryonnaire en se dirigeant vers ses deux extrémités, l'inférieur commence à l'emporter, par son volume et sa masse chromatique, sur le supérieur. Puis tous deux se divisent ordinairement en deux plans différents, plus rarement dans un même plan. On constate alors que le nombre des segments chromatiques n'est pas le même dans ces deux noyaux en division. On en compte toujours 12 dans celui d'en haut, tandis que celui du bas en offre souvent 16, 20 ou même 24, et, chose importante, le nombre 12 ne change pas dans le noyau supérieur, ni dans ses dérivés.

« Il apparaît ainsi, dit GUIGNARD [(26) p. 187], dès les premières divisions qui s'effectuent dans le sac embryonnaire, une différence caractéristique dans la constitution des noyaux, différence qui coïncide avec le rôle qu'ils auront à remplir (*). »

Le nombre 12 des chromosomes se retrouve dans la Fritillaire, la Tulipe, le Tradescantia, l'Hellébore. Il descend à 8 dans l'Ail, mais s'élève à 16 dans diverses Orchidées (*Neottia*, *Listera*) et même à 24 dans le *Muscari*. Quel qu'il soit, le nombre des chromosomes est le même, dans une espèce donnée, pour les cellules-mères définitives du pollen et pour les cellules-mères secondaires, ou cellules-filles du sac embryonnaire.

Dans l'appareil femelle, de même que dans l'appareil mâle, la réduction numérique des chromosomes n'est pas le seul caractère des noyaux des cellules sexuelles. Lorsque la cellule-mère primordiale devient directement la cellule-mère du sac embryonnaire, SCHNIEWIND-THIES (29) a montré que le noyau du sac subit une première division qui est hétérotypique, puis une seconde qui est homotypique. La troisième division, enfin, est typique. Si la cellule-mère primordiale donne naissance, au contraire, à plusieurs cellules-filles, les divisions suivent le même ordre que précédemment, de telle sorte qu'à partir de la troisième division le noyau se divise typiquement. Dans le cas de la formation de quatre cellules-filles, dont l'une donne le sac embryonnaire, il en résultera que la première division du noyau primaire de ce sac sera typique.

(*) S'il a été démontré que dans la Fritillaire et la Tulipe les phénomènes sont semblables à ceux du Lis, à savoir que dès la seconde division, à l'intérieur du sac embryonnaire, le noyau d'où doit résulter la tétrade inférieure offre toujours un nombre de chromosomes supérieur, parfois double de celui qui doit donner la tétrade supérieure, il est bon d'ajouter qu'il n'en est pas forcément ainsi. D'ailleurs, GUIGNARD [(27) p. 198], en s'appuyant sur l'inégalité du nombre des chromosomes dans le Lis et quelques autres plantes pour dire que la fécondation de l'oosphère et celle du noyau secon-

§ 2. — ANOMALIES DU CONTENU ET DE LA FORME DU SAC EMBRYONNAIRE.

Lorsque les 8 noyaux sont formés à l'intérieur du sac embryonnaire, leur disposition définitive se présente-t-elle, dans tous les cas, avec la régularité que nous avons indiquée plus haut ? L'appareil sexuel d'une part, l'appareil antipodial d'autre part, sont-ils toujours bien nettement différenciés dans le sac embryonnaire adulte ? On peut dire que la règle est générale et que les exceptions sont des plus rares. Un tel défaut de polarité a été observé pour la première fois par GUIGNARD [(30) p. 370] dans le *Tulipa Celsiana* et le *T. sylvestris*. A aucun moment, en effet, les huit noyaux destinés à former, chez les autres plantes, l'appareil femelle au sommet, les antipodes à la base et le noyau secondaire vers le centre, ne se disposent en deux groupes opposés. Trois d'entre eux seulement se distinguent des autres (Fig. III) par leurs caractères morphologiques : deux occupent le sommet du sac et restent toujours plus petits et en apparence plus chromatiques ; ils représentent les noyaux des synergides, et GUIGNARD les appelle « *noyaux apicilaires* ». Le troisième, situé vers le bas, tantôt de même grosseur, tantôt plus volumineux,

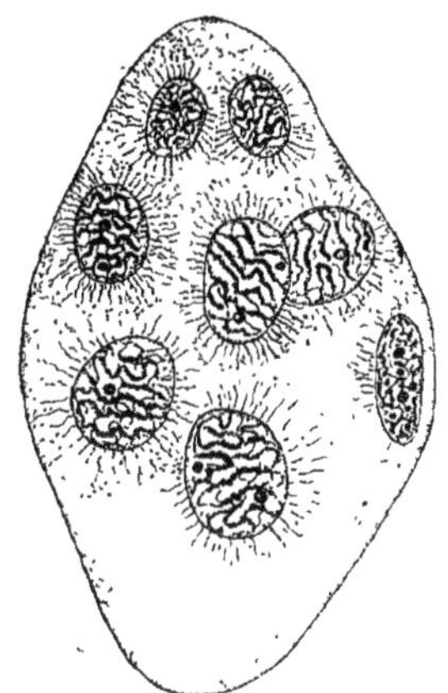

FIG. III. — *Tulipa sylvestris* (d'après GUIGNARD).
Sac embryonnaire adulte. Les deux noyaux du haut, plus petits, noyaux apicilaires, représentent les synergides. Le noyau situé à gauche, vers le haut, est, selon toute probabilité, l'oosphère. *Gr.* : 45.

daire ne sont pas comparables, a eu bien soin de faire remarquer qu'il ne basait son opinion que sur les plantes en question.

Dans les cas cités plus haut, les deux noyaux issus de la première division du noyau primaire du sac présentent rapidement et manifestement un volume différent. Il n'y a donc rien d'étonnant qu'on y trouve aussi dès la division suivante un nombre différent de chromosomes. Mais lorsque, dans le sac embryonnaire, les huit noyaux formés ont sensiblement le même volume, comme sembleraient l'indiquer certaines figures données par divers auteurs chez les Gamopétales, n'y a-t-il pas lieu de croire que tous se sont formés avec le même nombre de chromosomes ? A l'appui de ce que nous

ou parfois moins gros que les cinq autres groupés vers le centre du sac, diffère de très bonne heure de ces derniers par la structure de la charpente chromatique, formée d'éléments plus fins et plus condensés, accompagnés de nucléoles multiples. Le plus souvent, même à l'état adulte, et au moment où le tube pollinique déverse son contenu dans le sac embryonnaire (Fig. VI), rien ne permet de distinguer l'oosphère, non plus que le noyau polaire supérieur. C'est le « *noyau basilaire* », situé au-dessous de tous les autres et, par suite, de ceux qui correspondent aux antipodes chez les autres plantes, qui joue le rôle de polaire inférieur.

Fait d'ailleurs assez fréquent, l'union des deux noyaux polaires ne s'effectue que fort tardivement au moment où le tube pollinique a pénétré dans l'ovule, quand toutefois elle a lieu avant la copulation de l'un des gamètes avec le noyau polaire supérieur.

Ce manque de polarité, observé aussi par Campbell (31) et Johnson (32) dans le *Peperomia pellucida*, par Schnegg (33) dans le *Gunnera* et par Ernst (28) dans le *Trillium*, est accompagné, chez ces plantes, d'une division ultérieure des huit premiers noyaux. C'est ainsi qu'on en trouve jusqu'à seize dans le sac embryonnaire du *Peperomia pellucida*, neuf ou dix et parfois seize dans le *Gunnera*, et jusqu'à dix dans le *Trillium grandiflorum*.

Nawaschin (34) a signalé également l'absence d'une orientation

venons de dire, Ernst (28) a montré que dans le *Paris quadrifolia* et le *Trillium grandiflorum*, où les cellules végétatives possèdent dans le premier 24, et dans le second 12 chromosomes, tous les noyaux du sac embryonnaire se constituent avec 12 chromosomes dans le *Paris* et 6 chromosomes dans le *Trillium*. Les noyaux des antipodes et le noyau polaire inférieur seraient donc ici les équivalents de l'oosphère, des synergides et du noyau polaire supérieur.

Est-ce à dire que les premiers possèdent, au même titre que les seconds, le caractère sexuel ? A la vérité, les antipodes jouissent bien de ce privilège dès leur formation, mais le conservent-elles ? Pour pouvoir répondre à cette question, il faudrait assister à la division ultérieure du noyau des antipodes, en s'adressant, par exemple, à des espèces à antipodes multiples. Or, aucun travail de ce genre n'existe, à notre connaissance.

Nous savons, au contraire, en ce qui concerne l'oosphère, qu'elle conserve toujours le caractère sexuel qu'elle avait au moment de sa formation. Dès la première division de l'œuf, le noyau embryonnaire offre toujours et exactement un nombre constant de chromosomes, qui est le double de celui de l'oosphère et de celui du gamète mâle qui s'est fusionné avec elle pour opérer la fécondation.

normale des noyaux dans le sac embryonnaire du *Juglans regia* (*).

A l'inverse des exemples précédents, il en existe quelques autres où le nombre des noyaux, à l'intérieur du sac embryonnaire, est inférieur à huit.

Nous n'insisterons pas sur les cas absolument exceptionnels de l'existence d'une seule synergide dans les *Ornithogalum nutans*, *Santalum*, *Gomphrena* et *Loranthus*, ce fait ayant été d'ailleurs reconnu inexact chez la plupart, pas plus que sur l'absence d'antipodes. au dire de Treub, dans les *Loranthus* et *Casuarina*. Une étude récente du *Casuarina stricta* a montré en effet à Frye (35) que les trois antipodes existent parfaitement, soit vers l'extrémité chalazienne distendue du sac, soit dans l'allongement en forme de tube de la partie inférieure de ce sac (allongement haustorial). Mais dans l'*Helosis guyanensis*, d'après Chodat et Bernard (36), les antipodes feraient absolument défaut par suite de la non-division ultérieure de l'un des deux noyaux d'abord formés, lequel disparaîtrait bientôt. Le même phénomène a été observé par Hall (37) dans le *Limnocharis*.

Dans le *Balanophora elongata*, d'après Treub (38), et dans le *B. globosa*, d'après Lotsy (39), les noyaux antipodiaux disparaissent et ne forment pas d'antipodes.

Nous ne dirons rien de l'oosphère, de grosseur variable, comparée à celle des autres cellules du sac embryonnaire, ni des synergides qui, généralement piriformes, se prolongent parfois en formant une sorte de bec qui perce la paroi du sac embryonnaire et se développe dans le micropyle.

Les noyaux polaires ne nous retiendront pas non plus bien longtemps. S'il est exact que dans la plupart des cas ils se fusionnent aussitôt formés, dans d'autres aussi cette fusion est plus ou moins tardive. Dans le *Nicotiana Tabacum*, Guignard (40) ne croit pas que les noyaux polaires se fusionnent jamais avant la fécondation (Fig. XI). Leur contour reste régulier, et c'est à peine s'ils offrent un léger aplatissement au point de contact. « Cette absence de fusion ne provient pas ici, dit l'auteur [(40) p. 152], de ce que les noyaux

(*) Karsten (22), ayant fait la même constatation dans plusieurs espèces de *Juglans*, fait ressortir la ressemblance qui existe avec les Gymnospermes, persuadé que les Angiospermes dérivent de ces dernières, par des formes telles que le *Gnetum* comme point de départ.

n'auraient pas eu le temps de se confondre en un seul avant la pénétration du tube pollinique. En effet, dans les ovaires où la plupart des ovules ont été fécondés et montrent déjà les premières cellules de l'albumen, on constate que les autres ovules, en général peu nombreux, qui n'ont pas subi la fécondation et conservent pendant quelque temps leurs caractères normaux, présentent encore leurs deux noyaux polaires accolés, mais non fusionnés en un noyau unique. » Karsten (22) a fait sur le *Juglans nigra* des observations analogues.

Les expériences récentes de Shibata (41) sur le *Monotropa uniflora* montrent que, si les noyaux polaires peuvent fusionner en l'absence de pollinisation, cette dernière toutefois accélérerait leur fusion.

Les travaux concernant le nombre et la forme des antipodes sont excessivement nombreux, mais, ces cellules ne jouant aucun rôle dans la fécondation, nous ne ferons que mentionner les traits les plus saillants de leur histoire.

Normalement au nombre de trois, généralement petites et éphémères, les antipodes peuvent être parfois très nombreuses, quelquefois volumineuses, et persister jusqu'à un stade assez avancé du développement de l'ovule. Nous nous contenterons de donner quelques exemples.

Au point de vue du nombre, nous citerons les Graminées où, après Hofmeister (42), Fischer (43) et Westermaier (44), Kœrnicke (45) a indiqué jusqu'à 36 antipodes. Dans le *Triglochin maritimum*, Hill (46) signale jusque 14 noyaux. Dans les *Aglaonema* et *Lysichiton* il en existe souvent 10 ou 12, d'après Campbell (44). Ce dernier auteur en a même observé jusqu'à 150 dans le *Sparganium simplex*.

Parmi les Composées, Guignard (13), Mottier (4, Merrell (49), Chamberlain (50) et Juel (51) ont également noté de nombreux cas de multiplicité de ces organes.

Par leur volume considérable, les antipodes des Renonculacées ont depuis longtemps attiré l'attention de Strasburger (5), de Guignard (13), de Westermaier (44) et de Mottier (23), et plus récemment Overton (52), Miss Dunn (53), Osterwalder (54), etc., ont fait sur cette famille les mêmes constatations.

Nous avons, nous-même (55), signalé récemment l'existence d'antipodes énormes, et parfois nombreuses, dans certaines Gentianes (Fig. IV).

Discuter ici le rôle de ces antipodes nous paraît superflu.

Pour en avoir terminé avec l'étude complète du sac embryonnaire, il ne nous reste plus qu'à parler de la forme si particulière que prend ce sac dans certains cas, et principalement dans les Santalacées et les Loranthacées.

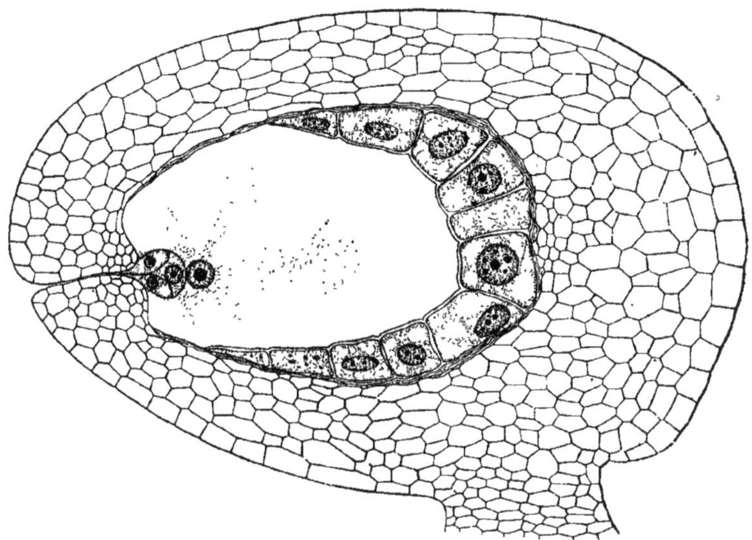

FIG. IV. — *Gentiana campestris* (fig. originale).
Coupe longitudinale de l'ovule avant la fécondation. Les antipodes nombreuses tapissent presque complètement le sac embryonnaire. *Gr.* : 190.

On sait, depuis les recherches de STRASBURGER (4) et de GUIGNARD (56), que chez les Santalacées le sac embryonnaire, une fois formé, fait hernie plus ou moins en dehors du nucelle, de façon à se trouver en contact avec la paroi de la cavité ovarienne. Dans le *Santalum* il s'insinue entre cette paroi et la surface du nucelle pour monter très haut à la rencontre du tube pollinique.

Dans le *Loranthus sphærocarpus*, ainsi que l'a montré TREUB (57), et dans le *Viscum articulatum*, le sac embryonnaire s'allonge également au sommet dans le parenchyme ovarien. Il s'étend aussi vers le bas, bien au delà de ses limites primitives.

Ce prolongement du sac embryonnaire, dans la région des antipodes, est surtout exagéré dans les Santalacées. Dans le *Thesium*, le sac embryonnaire pénètre dans le tissu du placenta, où il se recourbe pour descendre au centre, prenant ainsi la forme d'une cornue ou d'un ballon à col recourbé. Dans l'*Osyris* les culs-de-sac des trois sacs embryonnaires formés se réunissent même en un seul pour descendre dans le placenta. Chez le *Santalum*, le cul-de-sac existe également, mais moins développé que dans les genres précédents.

Dans ces divers cas, ce prolongement du sac est un organe absorbant, comparable aux expansions tubuleuses qu'on rencontre dans le sac embryonnaire de beaucoup d'autres plantes, et que l'on a désignées sous le nom de « *haustorium* ». Que ces expansions se développent, soit avant, soit après la fécondation, il ne semble pas douteux qu'elles aient un rôle physiologique à remplir.

« Ce coup d'œil, jeté par comparaison sur l'organisation des Loranthacées, nous montre, dit Guignard [(57) p. 198], comment, à partir de la structure normale et en passant par les Santalacées, on arrive par une dégradation progressive à la confusion de l'élément sexuel avec l'élément végétatif, puisque, en définitive, le sac embryonnaire persiste seul et provient directement d'une cellule du parenchyme carpellaire non différencié. Les variations offertes par le sac embryonnaire dans sa conformation et son développement ont pour but d'assurer la fécondation par les moyens les plus simples et les plus directs. »

Les sacs embryonnaires du *Casuarina stricta* présentent aussi dans la région chalazienne un long prolongement haustorial, sur lequel nous aurons à revenir en parlant de la fécondation chez cette plante.

1. R. Brown. Sur la structure de l'ovule antérieurement à l'imprégnation dans les plantes phanérogames et sur la fleur femelle des Cycadées et des Conifères (*Ann. sc. nat.*, VIII, 211-244, 1826).

2. Ad. Brongniart. Mémoire sur la génération et le développement de

l'embryon dans les végétaux phanérogames (*Ann. sc. nat.*, XII, 14, 145, 225, pl. 34-44, 1827).

3. HOFMEISTER. Neue Beiträge zur Kenntniss der Embryobild. der Phanerogamen (*Abhandl. d. Königl. Gesellsch. d. Wissensch.*, VI, 533-672, pl. 1-27, 1859).

4. STRASBURGER. Ueber Befruchtung und Zelltheilung (108 p., 9 pl., Iéna, 1878).

5. STRASBURGER. Die Angiospermen und die Gymnospermen (173 p., 22 pl., Iéna, 1879).

6. WARMING. De l'ovule (*Ann. sc. nat.*, 6e série, V, 177-266, pl. 7-13, 1878).

7. J. VESQUE. Développement du sac embryonnaire des Phanérogames Angiospermes (*Ann. sc. nat.*, 6e série, VI, 237-285, pl. 11-16, 1878).

8. J. VESQUE. Nouvelles recherches sur le développement du sac embryonnaire des Phanérogames Angiospermes (*Ann. sc. nat.*, 6e série, VIII, 261-390, pl. 12-21, 1879).

9. G. FISCHER. Zur Kenntniss der Embryosackentw. einiger Angiospermen (*Jenaische Zeitschrift für Naturw.*, Bd. VII, Heft 1, 1880).

10. MARSHALL WARD. A contribution to our knowledge of the embryo-sac in Angiosperms (*Journal of the Linnean Society*, vol. XVII, p. 519, 1880).

11. M. TREUB et MELLINK. Notice sur le développement du sac embryonnaire dans quelques Angiospermes (*Archives néerlandaises*, XV, octobre 1880).

12. M. TREUB. Observations sur les Loranthacées (*Ann. Jard. bot. Buitenzorg*, II, p. 54-76, pl. 8-15, 1881).

13. L. GUIGNARD. Recherches sur le sac embryonnaire des Phanérogames Angiospermes (*Ann. sc. nat.*, 6e série, XIII, 136-199, pl. 3-6, 1882).

14. VAN TIEGHEM. Eléments de Botanique (I. *Botanique générale*, 3e édit., Paris, 1898).

15. S. MURBECK. Parthenogenetische Embryobildung in der Gattung *Alchemilla* (*Lunds Univ. Arsskrift*, XXXVI, n° 7, p. 46, pl. 6, 1901 ; *Bot. Zeit.*, LIX, 129, 1901).

16. F. PÉCHOUTRE. Contribution à l'étude du développement de l'ovule et de la graine des Rosacées (*Ann. sc. nat.*, 8e série, XVI, 1-158, 166 fig. 1902).

17. J. E. WEBB. A morphological study of the flower and embryo of *Spiraea* (*Bot. Gazette*, XXXIII, 451-460, 28 fig., 1902). La plante étudiée est, en réalité, *Astilbe japonica* Gray. (Voir Rehder, *Bot. Gazette*, XXXIV, 246, 1902.)

18. M. TREUB. Sur les Casuarinées et leur place dans le système naturel. (*Ann. Jard. bot. Buitenzorg*, 145-231, pl. 12-32, 1891.)

19. MARGARET BENSON. Contributions to the embryology of the Amentiferae (I. *Trans. Linn. Soc. London*, III, 409-424, pl. 67-72, 1894).

20. C. J. CHAMBERLAIN. Contribution to the life history of *Salix* (*Bot. Gazette* XXIII, 147-179, pl. 12-18, 1897).

21. A. H. CONRAD. A contribution to the life history of *Quercus* (*Bot. Gazette*, XXIX, 408-418, pl. 28-29, 1900).

22. G. KARSTEN. Ueber die Entwickelung der weiblichen Blüthen bei einigen Juglandaceen (*Flora*, XC, 316-333, pl. 12, 1902).

23. D. M. MOTTIER. Contributions to the embryology of the Ranunculaceæ (*Bot. Gazette*, XX, 241-248, 296-304, pl. 17-20, 1895).

24. J. M. COULTER. Contribution to the life history of *Ranunculus* (*Bot. Gazette*, XXV, 73-88, pl. 4-7, 1898).

25. Ch. Bernard. Recherches sur les sphères attractives chez *Lilium candidum*, etc. (*Journ. de Bot.*, XIV, 118-124, 177-188, 206-212, pl. 4-5, 1900).

26. L. Guignard. Nouvelles études sur la fécondation (*Ann. sc. nat.*, 7e s., XIV, 163-296, pl. 9-18, 1891).

27. L. Guignard. Les découvertes récentes sur la fécondation chez les Végétaux Angiospermes (*Volume jubilaire de la Société de Biologie*, 189-198, 23 fig., Paris, 1899).

28. A. Ernst. Chromosomenreduction. Entwickelung des Embryosackes und Befruchtung bei *Paris quadrifolia* L. und *Trillium grandiflorum* Salisb. (*Flora*, XCI, 1-46, pl. 1-6, 1902).

29. J. Schniewind-Thies. Die Reduktion der Chromosomenzahl und die ihr folgenden Kernteilungen in den Embryosackmutterzellen der Angiospermen (34 p., 5 pl., Iéna, 1901).

30. L. Guignard. L'appareil sexuel et la double fécondation dans les Tulipes (*Ann. sc. nat.*, 8e s., XI, 365-387, pl. 9-11, 1900).

31. D. H. Campbell. A peculiar embryo-sac in *Peperomia pellucida* (*Ann. of Bot.*, XIII, 626, 1899).

32. D.-S. Johnson. On the endosperm and embryo of *Peperomia pellucida* (*Bot. Gazette*, XXX, 1-11, pl. 1, 1900).

33. H. Schnegg. Beiträge zur Kenntniss der Gattung *Gunnera* (*Flora*, XC, 161-208, 28 fig., 1902).

34. S. Nawaschin. Ein neues Beispiel der Chalazogamie (*Bot. Centralbl.* LXIII, 353-357, 1895).

35. T. C. Frye. The embryo-sac of *Casuarina stricta* (*Bot. Gazette*, XXXVI, 101-113, pl. 17, 1903).

36. R. Chodat et C. Bernard. Sur le sac embryonnaire de l'*Helosis guyanensis* (*Journ. de Bot.*, XIV, 72-79, pl. 1-2, 1900).

37. J. G. Hall. An embryological study of *Limnocharis emarginata* (*Bot. Gazette*, XXXIII, 214-219, pl. 9, 1902).

38. M. Treub. L'organe femelle et l'apogamie du *Balanophora elongata* (*Ann. Jard. bot. Buitenzorg*, XV, 1-25, pl. 1-8, 1898).

39. J. P. Lotsy. *Balanophora globosa* Jungh. Eine wenigstens örtlich-verwittwete Pflanze (*Ann. Jard. bot. Buitenzorg*, XVI, 174-186, pl. 26-29, 1899).

40. L. Guignard. La double fécondation chez les Solanées (*Journ. de Bot.*, XVI, 145-167, 45 fig., 1902).

41. K. Shibata. Experimentelle studien über die Entwickelung des Endosperms bei *Monotropa* (Vorlaüfige Mitteilung). (*Biol. Centralb.*, XXII, 705-714, 1902.)

42. W. Hofmeister. Neue Beiträge zur Kenntniss der Embryobildung der Phanerogamen II. Monokotyledonen. Leipzig, 1861.

43. Fischer. Zur Kenntniss d. Embryosackentw. einiger Angiospermen (*Jenaische Zeitschrift*, XIV, 1880).

44. Westermaier. Zur Embryologie der Phanerogamen (*Nova Acta d. kaiserl. Leop. Carol. Akad. der Naturf.*, LVII, 1-30, 1890).

45. Koernicke. Verhandl. d. Naturhistor. Vereins der Preuss. Rheinlande, etc., LIII, 149, 1896.

46. Hill. The structure and development of *Triglochin maritimum* (*Ann. of Bot.*, XIV, 83-107, pl. 6-7. 1900).

47. Campbell. Notes on the structure of the embryo-sac in *Sparganium* and *Lysichiton* (*Bot. Gazette*, XXVII, 153-166, pl. 1, 1899) et *Studies on Araceæ* (*Ann. of Bot.*, XIV, 1-25, pl. 1-3, 1900).

48. D.-M. Mottier. On the embryo-sac and embryo of *Senecio aureus* L. (*Bot. Gazette*, XVIII, 245-253, pl. 27-29, 1893).

49. W. D. Merrell. A contribution to the life history of *Silphium* (*Bot. Gazette*, XXIX, 99-133, pl. 3-10, 1900).

50. C. J. Chamberlain. The embryo-sac of *Aster Novæ-Angliæ* (*Bot. Gazette*, XX, 205-212, pl. 15-16, 1895).

51. H. O. Juel. Parthenogenesis bei *Antennaria alpina* (L.) R. Br. (*Bot. Centralbl.*, LXXIV, 369-372, 1898).

52. J. B. Overton. Parthenogenesis in *Thalictrum purpurascens* (*Bot. Gazette*, XXXIII, 363-375, pl. 12-13, 1902).

53. L. B. Dunn. Morphology of the development of the ovule in *Delphinium exaltatum* (*Proc. Amer. Assoc. Adv. Sci.*, XXXXIX, 284, 1900).

54. A. Osterwalder. Beiträge zur Embryologie von *Aconitum Napellus* (*Flora*, LXXXV, 254-292, pl. 11-15, 1898).

55. P. Guérin. Sur le sac embryonnaire et en particulier les antipodes des Gentianes (*Journ. de Bot.*, XVII, 101-108, 9 fig., mars 1903).

56. L. Guignard. Observations sur les Santalacées (*Ann. Sc. nat.*, 7e série, II, 181-202, pl. 12-14, 1885).

57. M. Treub. Observations sur les Loranthacées (*Ann. Sc. nat.*, 6e série, XIII, 250-282, pl. 13-20, 1882).

CHAPITRE III

FÉCONDATION

§ 1. — Historique.

Si au début du dix-neuvième siècle la réalité de la fécondation était admise à peu près sans contestation, la marche même de ce phénomène restait encore inconnue. A l'hypothèse de Morland, qui pensait que les éléments du pollen contiennent les embryons des plantes futures, et à celle de Geoffroy et de Vaillant, qui croyaient plutôt que les grains de pollen émettent des substances subtiles qui, pénétrant à travers le stigmate et le style, viennent jusqu'aux ovules, avait succédé l'hypothèse non moins erronée qui avait pour base l'explosion des grains du pollen sur l'eau et l'expulsion de la « *fovilla* », signalées par Bernard de Jussieu (1739) et surtout par Needham (1745). Elle consistait à admettre que ces grains s'ouvraient sur le stigmate et lançaient leur contenu (*fovilla*), qui, absorbé par cet organe, parcourait ensuite tout le pistil pour arriver aux ovules et les féconder. Cette opinion était encore soutenue par Gærtner (1) en 1827.

Mais dès 1822 Amici (2) avait fait une observation qui devint le premier pas vers la détermination de la marche réelle de la fécondation. Il vit sur le stigmate velu du Pourpier un grain de pollen émettre une sorte de tube très fin, transparent, qui s'étendit tout le long d'un poil stigmatique et s'y attacha dans sa longueur. Dans ce tube, qui n'était pas autre chose que le tube pollinique, Amici constata la circulation de granules protoplasmiques, qui disparurent sans qu'il pût reconnaître où ils étaient allés.

Cette observation, évidemment incomplète, fut reprise par Ad. Brongniart (3) (1827) qui examina la germination du pollen dans un grand nombre d'espèces et fit voir que le tube pollinique pénètre profondément dans le tissu du stigmate. Malheureusement, il ne le suivit pas jusqu'à l'extrémité du tissu conducteur, et, imbu de la théorie de Needham, Brongniart admit que le tube pollinique s'ouvrant à son sommet, dans l'intérieur des tissus du stigmate, y versait la fovilla, qui se dirigeait de là, par les intervalles des cellules du tissu conducteur, jusqu'à l'ovaire et aux ovules, dont elle allait opérer la fécondation.

C'est seulement quelques années plus tard qu'Amici (4) reprit la question et suivit les tubes polliniques jusqu'au bout de leur course. Il constata finalement que l'un d'eux pénètre dans l'ovule par le micropyle, comme le supposait déjà Robert Brown (1825), sans avoir suivi le trajet du tube pollinique depuis son début.

Schleiden (5) (1837) crut que le tube pollinique, arrivé en contact avec la membrane du sac, tantôt la perçait pour pénétrer plus ou moins profondément dans sa cavité, tantôt et plus ordinairement la refoulait, en quelque sorte, devant lui pour s'en entourer, et développait graduellement son extrémité en embryon. Ainsi le pistil n'aurait été que le lieu où ce germe, né sous la forme de pollen dans l'anthère, aurait subi l'influence nécessaire pour permettre au tube pollinique de s'accroître en embryon. C'était une nouvelle manière de nier la sexualité des Angiospermes. Cette théorie fut successivement combattue par Hartig, Amici et Hugo Mohl et complètement abandonnée à la suite des travaux de Hofmeister. Schacht (6), d'ailleurs, qui s'en était fait le dernier défenseur, fut conduit, en 1856, par ses recherches sur le *Gladiolus segetum* à reconnaître loyalement son erreur et à admettre que la fécondation s'accomplit dans les plantes, comme dans les animaux, par l'union des éléments mâle et femelle.

Hofmeister (7) avait bien figuré l'oosphère et les synergides, dont l'ensemble était alors appelé « *vésicules embryonnaires* », le noyau secondaire du sac embryonnaire, les antipodes, et il avait parfaitement observé l'arrivée du tube pollinique au contact de l'une des vésicules, mais pour lui la première conséquence de la fécondation visible dans le sac embryonnaire était la disparition de son noyau. C'est plus tard seulement que l'action du tube pollinique se laisse apercevoir aussi dans l'oosphère, qui s'entoure d'une membrane de cellulose. Mais quelle est l'action exercée par l'extrémité du tube pollinique sur les vésicules embryonnaires? « Nul ne saurait le dire dans l'état actuel de la science, écrit encore Duchartre [(8) p. 706], en 1877. C'est là un de ces mystères de la vie en face desquels la raison humaine est forcée de se reconnaître impuissante. »

L'année suivante, Strasburger (9) découvrait dans le *Monotropa Hypopitys* la fusion des noyaux mâle et femelle. C'était là pour la science le point de départ d'une ère nouvelle, et pour les naturalistes une voie pleine de promesses, car que de questions restaient encore obscures, concernant les phénomènes morphologiques de la fécondation! Devant les difficultés matérielles d'observation, les procédés de technique se perfectionnent, et en moins d'un quart de siècle, dans ce domaine si important de la Biologie générale, les plus grandes découvertes se succèdent tour à tour.

Nous avons déjà parlé de l'origine du pollen, du développement du sac embryonnaire, de la constitution des noyaux sexuels, et il nous reste encore bien à dire sur l'existence des anthérozoïdes, à la fois chez les Gymnospermes et les Angiospermes, sur l'origine exacte de l'albumen et la double fécondation, ce dernier phénomène constituant encore de nos jours, pour les investigateurs, un vaste champ d'expériences.

§ 2. — Phénomènes préparatoires de la fécondation.

Quelle que soit la façon dont il y parvient, on sait que le grain de pollen, une fois arrivé au contact du stigmate, s'y trouve retenu par le liquide visqueux qui couvre les papilles et les villosités stigmatiques. Là, il se gonfle rapidement; sa membrane interne, l'*intine*, s'accroît et fait bientôt hernie au travers d'un pore ou d'un pli de la membrane externe, l'*exine*. Telle est l'origine du « *tube* » ou « *boyau pollinique* ».

Parfois, un même grain commence à former plusieurs tubes (Malvacées), mais l'un d'eux se développe seul, et les autres, avortant, jouent le rôle d'organes de fixation. Après avoir rampé quelque temps à la surface du stigmate, les tubes polliniques le perforent pour pénétrer dans le tissu conducteur (*) du style, où ils végètent à la façon de véritables parasites végétaux, car dans leur parcours ils se nourrissent aux dépens des éléments plus ou moins gélifiés au milieu desquels ils cheminent. A l'intérieur de l'ovaire ils poursuivent leur marche le long des placentas, guidés par les papilles épidermiques de ces derniers, et arrivent ainsi jusqu'aux ovules. Autant d'ovules à féconder, autant de tubes polliniques nécessaires, du moins pour une complète fécondation.

Chaque tube pollinique, nous le savons, renferme toujours les deux noyaux générateurs, sur le rôle desquels nous serons bientôt fixés.

Le temps qui s'écoule entre la pollinisation et la fécondation est extrêmement variable, et n'est pas absolument en rapport avec la distance que le tube pollinique doit parcourir. Pour les styles qui ne dépassent pas 1 centimètre, il ne faut, d'ordinaire, pas plus d'un ou deux jours; parfois le même temps suffit pour des styles beaucoup plus longs, comme celui du Safran, qui peut atteindre 10 centimètres.

D'après des expériences récentes de Shibata (11), cet intervalle pourrait, dans une espèce donnée, dépendre de la température. Dans le cas du *Monotropa uniflora* la fécondation, qui a lieu normalement cinq jours après la pollinisation, se trouve retardée si l'on abaisse la température. La lumière et la pression atmosphérique n'auraient au contraire aucune influence.

Chez les Orchidées, d'après Guignard (12), une grande différence existe à cet égard entre les espèces indigènes et les Orchidées exotiques. Alors que chez celles-ci la fécondation a lieu dans les premières semaines qui suivent la pollinisation, chez les Orchidées exotiques, au contraire, le temps varie, suivant les genres ou les espèces, de un à dix mois. Il ne semble pas douteux que cette grande différence soit en rapport avec la durée normale de végétation des unes ou des autres. Il faut bien

(*) L'anatomie comparée du tissu conducteur du style et du stigmate a fait récemment, de la part de Guéguen (10), l'objet d'un intéressant travail.

ajouter que, chez aucune de ces plantes, l'ovule n'est apte à être fécondé lorsque la fleur s'épanouit et que le pollen de la plante est déjà mûr. Mais ce qu'il est important de remarquer, c'est que la germination du pollen provoque aussitôt l'accroissement de l'ovaire, et qu'elle est nécessaire à la formation ou au développement complet des ovules. En pénétrant dans la cavité ovarienne, les tubes polliniques doivent nécessairement attendre des semaines et des mois avant de remplir leur acte fécondateur.

« Mais, lorsqu'on envisage le côté physiologique de la question, dit Guignard [(12) p. 231], on est conduit à admettre que, si la formation des tubes polliniques est nécessaire à l'accroissement de l'ovaire et de son contenu, ces tubes n'exercent pas pour cela sur ces derniers une action spécifique. Empruntant aux tissus voisins les substances dont ils ont besoin pour s'accroître, les tubes polliniques déterminent un afflux de matières nutritives. Toute autre cause capable d'agir de même devra produire le même résultat. N'a-t-on pas des exemples de faits analogues dans divers cas de parasitisme, où tantôt les cellules s'hypertrophient, comme celles qui sont occupées par les *Synchytrium*, tantôt se multiplient abondamment, comme dans les racines envahies par les *Plasmodiophora*, ou bien encore dans la formation des galles développées sous l'influence d'un organisme étranger, végétal ou animal? Si morphologiquement les phénomènes diffèrent, physiologiquement ils deviennent comparables. »

A l'appui de cette manière de voir, l'auteur cite l'observation intéressante fournie à Treub (13) par des parasites, qui, dans les ovaires de *Liparis latifolia*, avaient déterminé les mêmes effets que les tubes polliniques : l'accroissement des ovaires et des placentas et le développement des ovules.

Les Amentacées présentent, comme les Orchidées, d'après Miss Benson (14), un long intervalle entre la pollinisation et la fécondation. Il serait de treize mois, d'après Conrad (15) dans le *Quercus velutina* et d'une année en moyenne dans les Chênes américains, d'après Gœbel (16). Baillon, d'ailleurs, n'avait-il pas signalé depuis longtemps qu'il n'existe aucune trace d'ovule dans les *Quercus* au moment de la pollinisation ?

Trajet du tube pollinique. — Parvenu dans l'ovaire au niveau d'un ovule, après avoir cheminé par le tissu conducteur, le tube pollinique, dans le cas normal, arrive au contact du sac embryonnaire en s'introduisant par le micropyle, c'est-à-dire par l'orifice ménagé par l'enveloppe ovulaire (*). Chez certaines Angiospermes cependant le tube pollinique prend une voie toute différente et pénètre dans la région chalazienne de l'ovule. On a donné à ce mode spécial de pénétration du tube pollinique par la chalaze le nom de « *chalazogamie* ».

Cette anomalie fut observée pour la première fois par Treub (17) en 1891, dans le *Casuarina*, et on créa bientôt pour cette plante l'embranchement des Chalazogames. Mais on ne tarda pas à rencontrer chez d'autres plantes la même particularité. Nawaschin (18), en 1893, signale la chalazogamie dans le *Betula*; Miss Benson (14), en 1894, la décrit non seulement dans le *Betula*, mais aussi dans les *Alnus*, *Corylus* et *Carpinus*. En 1895, Nawaschin (19) ajoute à cette liste les *Juglans cinerea* et *J. regia*, et bientôt après Billings (20) signale le *Carya olivæformis*. En 1898, Nawaschin (21) observe de remarquables variations dans le cours du tube pollinique chez l'*Ulmus pedunculata* et l'*U. montana*. Entre la voie normale et celle de la chalaze on trouve tous les intermédiaires.

En 1898, Zinger (22), dans son étude des Cannabinées, découvrit que le tube pollinique perce les deux téguments dans la région voisine du micropyle, ce dernier étant complètement fermé.

En considérant ces faits, Pirotta et Longo (23) ont proposé les termes d'« *acrogamie* » pour désigner l'entrée du tube pollinique par le micropyle, de « *basigamie* » pour désigner l'entrée par la chalaze (*Casuarina*, *Betula*, *Ulmus*, *Corylus*, *Carpinus*, *Juglans*), de « *mésogamie* » pour l'entrée par les voies intermédiaires (*Merendera*, quelquefois *Ulmus*, *Cannabinées*). Des exemples de mésogamie ont été signalés depuis, par Longo (24) dans le *Cucurbita* et par Murbeck (25) dans l'*Alchemilla arvensis*.

Dans tous les cas, quel que soit le trajet suivi, le tube pollinique arrive au contact de l'oosphère.

(*) Strasburger pense que le liquide destiné à diriger le tube pollinique dans l'ovule est expulsé par les synergides. Ces dernières exerceraient sur le tube pollinique une action chimio-tactique.

Lorsque, parcourant la voie habituelle, le tube pollinique s'est engagé à l'intérieur du canal micropylaire, les difficultés qu'il rencontre pour parvenir jusqu'au sac embryonnaire sont plus ou moins grandes, et cela suivant la façon même dont s'est comporté le nucelle. Il arrive souvent que plusieurs assises de ce tissu persistent au moins dans la région micropylaire. En général, le tissu du nucelle, refoulé de dedans en dehors, à mesure que grandissait le sac embryonnaire, s'est réduit à sa seule couche superficielle. Enfin, dans un grand nombre de cas, il a complètement disparu au niveau du micropyle, et le sac embryonnaire, dans l'ovule adulte, est immédiatement en contact avec le tégument ovulaire adjacent. Sa membrane est à nu au fond du canal micropylaire ; parfois même, elle fait hernie au dehors (Santalacées), comme poussée au-devant du tube pollinique. Pareil allongement se produit aussi, comme nous l'avons dit plus haut, dans l'épaisseur même des carpelles, vers le style, chez les Loranthinées. Dans les deux premiers cas, l'extrémité du tube pollinique se fait jour à travers le sommet du nucelle pour arriver au contact du sac embryonnaire.

§ 3. — Fécondation proprement dite.

Les observations de Strasburger (9) sur le *Monotropa Hypopitys*, dès 1878, avaient établi que l'œuf provient de la fusion d'un noyau mâle et d'un noyau femelle. Ce savant découvrait bientôt après (26) qu'à la suite de la fécondation, le noyau secondaire du sac embryonnaire donne naissance par divisions successives aux noyaux de nature endospermique qui, tantôt resteront libres et disparaîtront, tantôt s'organiseront en un tissu transitoire ou permanent par l'apparition de cloisons cellulaires dans le plasma environnant. Strasburger établissait du même coup que la formation cellulaire libre, telle qu'elle était admise jusqu'alors dans le sac embryonnaire, n'est, en réalité, que le résultat d'une division.

A la suite de ses nouvelles recherches sur les Phanérogames, Strasburger [(27) p. 16, 82] arrivait bientôt aux conclusions suivantes: le noyau végétatif disparaît plus ou moins rapidement dans le protoplasme du tube pollinique, et des deux noyaux générateurs, un seul amené dans l'oosphère par le tube pollinique se conjugue avec le noyau de cette cellule, sans que le protoplasme qui l'accompagne intervienne dans le phénomène de la fécondation.

Un peu plus tard, le même auteur [(28) p. 238] mettait en relief un des caractères les plus importants des noyaux sexuels, que Guignard [(29) p. 40] avait déjà remarqué dans ses recherches antérieures, à savoir la fixité du nombre des chromosomes. Il était en outre établi désormais que la différenciation des noyaux générateurs ne s'accompagne pas d'un rejet d'une partie de la substance chromatique du noyau dont ils proviennent, comme Ed. Van Beneden l'admettait pour la formation du pronucléus mâle et du pronucléus femelle chez l'*Ascaris*.

Jusqu'en 1891, les auteurs étaient unanimes pour considérer la fécondation comme un phénomène exclusivement nucléaire, mais, à cette époque, la découverte par Guignard (30) des sphères directrices, qui sont de nature protoplasmique, et la façon dont elles paraissaient se comporter dans l'acte de la fécondation avaient amené ce savant à admettre que le phénomène de la fécondation consiste, non seulement dans la copulation de deux noyaux spécialisés, d'origine sexuelle différente, mais aussi dans la fusion de deux protoplasmes, également d'origine différente, représentés essentiellement par les sphères directrices de la cellule mâle et de la cellule femelle. L'auteur a reconnu depuis, dans ses premières recherches sur la double copulation sexuelle (*C.R.A.S.*, 4 avril 1899) que l'apparence variable de l'anthérozoïde au contact de l'oosphère ou des noyaux polaires, jointe à d'autres causes d'inexactitude, ont contribué à lui faire admettre à tort la présence et la fusion de centrosphères au moment de la copulation des noyaux polaires ou sexuels. La fusion des deux protoplasmes, indépendamment de celle des noyaux, n'en est pas moins un caractère du phénomène.

Ajoutons que, si l'existence et le rôle des corps centrosomiens ne sont pas prouvés chez les plantes, ils sont manifestes dans beaucoup d'animaux (*).

Double copulation sexuelle. — Si la fécondation proprement dite

(*) Nous aurons l'occasion de revenir plus tard sur les diverses opinions émises au sujet des centrosomes, en étudiant l'appareil ciliaire des anthérozoïdes, chez les Cycadées.

paraissait suffisamment connue, un certain nombre de questions cependant semblaient mériter de nouvelles recherches. La rapidité avec laquelle le noyau secondaire entre en division après que l'un des deux noyaux mâles du tube pollinique est venu s'accoler au noyau de l'oosphère pour opérer la fécondation, ne semblait-elle pas indiquer que la copulation des noyaux mâle et femelle fût à la fois nécessaire et suffisante pour provoquer et déterminer à distance la division du noyau secondaire et, par suite, la formation de l'albumen, sur l'origine duquel régnait encore quelque incertitude ? Cette rapidité de la division du noyau secondaire avait frappé Guignard et l'a conduit à en chercher l'explication.

D'autre part, dans toutes les observations qui avaient porté sur le tube pollinique développé en culture artificielle ou dans les tissus du style, chez les plantes les plus variées dans le groupe des Angiospermes, on avait trouvé normalement, à un moment donné, deux cellules mâles, et pourtant une seule intervient dans la fécondation de la cellule femelle ou oosphère. Il y avait là encore quelque chose d'obscur, malgré la règle d'après laquelle un seul des nombreux anthérozoïdes chez les Cryptogames, ou des spermatozoïdes chez les animaux, suffit à la fécondation.

De plus, ne pouvait-on avoir l'espoir de rencontrer chez les Angiospermes des corps fécondateurs analogues à ceux de certaines Gymnospermes, de ces anthérozoïdes dont la découverte récente ne pouvait manquer de rappeler l'attention sur les phénomènes de la fécondation ?

Toutes ces considérations étaient bien de nature à déterminer de nouvelles recherches. Celles de Nawaschin (31) et de Guignard (32), relatives à la présence d'anthérozoïdes chez les Angiospermes et à la fécondation de l'albumen, dont les résultats furent publiés dans les premiers mois de 1899, représentent assurément l'une des découvertes les plus importantes de ces dernières années dans le domaine de la Biologie végétale, celle qui a fait faire le plus de progrès à nos connaissances sur les phénomènes intimes de la fécondation.

Nawaschin avait d'abord appelé l'attention sur la forme très particulière que présentent les deux noyaux générateurs sortis du tube pollinique dans le *Juglans regia*. Ces deux noyaux sont plus ou moins allongés, contournés en spirale, vermiformes, mais le savant russe ne peut en suivre la destinée ultérieure. Ce n'est que quelque temps après qu'il fit connaître (31) qu'il avait retrouvé cette forme spiralée des noyaux générateurs dans le *Lilium Martagon* et dans le *Fritillaria tenella*, et qu'il établit que (contrairement aux notions admises jusque là), tandis que l'un des noyaux va féconder l'oosphère, l'autre n'est point inactif, mais va se fusionner avec le noyau secondaire du sac embryonnaire.

A la même époque, GUIGNARD (32) annonçait qu'il avait observé les mêmes phénomènes dans le *Lilium Martagon*. Les résultats obtenus concordent sur les points essentiels avec ceux de NAWASCHIN (*) et sont résumés par lui de la façon suivante (Fig. V) (**) :

« Dès que le tube pollinique a pénétré dans le sac embryonnaire, les deux cellules mâles qu'il renfermait à son extrémité s'en échappent rapidement l'une après l'autre. Le noyau de chacune d'elles se montre étiré et d'apparence à peu près homogène ; on le voit parfois entouré d'une mince couche de protoplasme propre provenant de sa cellule primitive (Fig. V, 2, an^1), mais cette couche n'est bientôt plus reconnaissable.

« L'un de ces noyaux mâles (*an*) va rejoindre le noyau polaire supérieur (*ps*), ou les deux noyaux polaires s'ils sont accolés (*ps* et *pi*), l'autre (an^1) va s'unir au noyau de l'oosphère (*oo*). Les membranes d'enveloppe de l'oosphère et des synergides (*sn*) sont alors entièrement ou partiellement détruites, sans doute à cause du passage des éléments mâles ; souvent, les noyaux des deux synergides se désorganisent, ou bien l'un d'eux conserve encore pendant quelque temps sa structure primitive (Fig. V, 2 et 5).

« Les noyaux mâles s'allongent l'un et l'autre en un corps qui s'incurve de façons variables, d'abord en forme de crochet, de croissant ou de boucle, légèrement renflés au centre et parfois plus minces à l'un des bouts. Ils prennent un aspect vermiforme. Leur allongement s'accompagne d'une torsion, qui peut être celle d'une spirale comprenant un ou deux tours irréguliers (Fig. V, 2 à 11, *an* et an^1).

(*) Malgré l'importance de la question, le travail de NAWASCHIN n'est accompagné d'aucune figure.

(**) La figure V est placée à la fin de l'ouvrage.

« L'aspect que prennent parfois ces noyaux peut faire supposer l'existence de mouvements. Bien qu'ils soient dépourvus de cils et d'enveloppe protoplasmique propre, comme c'est d'ailleurs le cas pour les anthérozoïdes quand ils ont pénétré dans le protoplasme de l'archégone, ils n'en méritent pas moins le même nom que les corps reproducteurs mâles des Cryptogames vasculaires ou de certaines Gymnospermes (*). »

De quelle façon l'un des noyaux mâles se comporte-t-il en s'unissant aux noyaux polaires ?

« Si les noyaux en question sont encore isolés, l'anthérozoïde va d'abord s'accoler au polaire supérieur, plus rapproché du tube pollinique que le polaire inférieur, et se soude avec lui, soit par l'une de ses extrémités, soit par une autre partie du corps. Ensuite, le polaire inférieur vient le rejoindre. Mais ce dernier phénomène n'est pas déterminé par la présence de l'anthérozoïde, puisqu'on a vu précédemment que ce noyau inférieur se déplace pour vénir très souvent, avant l'arrivée du tube pollinique, se mettre en contact avec le noyau supérieur.

« Si l'accolement des noyaux polaires a déjà eu lieu antérieurement, l'anthérozoïde peut venir aussi se fixer d'abord sur le polaire supérieur (Fig. V, 12) ; mais, d'ordinaire, il paraît les rejoindre l'un et l'autre à peu près simultanément, et on le trouve sur le côté des noyaux accolés, avec lesquels il contracte une adhérence qui devient de plus en plus intime au fur et à mesure qu'il grossit.

« Même quand les noyaux polaires sont encore séparés l'un de l'autre avant l'entrée du tube pollinique dans le sac embryonnaire, il peut arriver aussi que l'anthérozoïde aille s'unir au noyau inférieur (Fig. V, 6 et 17), ce qui dépend, selon toute apparence, de la position qu'occupe ce dernier par rapport au lieu de pénétration du tube pollinique. Si donc l'anthérozoïde s'unit ordinairement, en premier lieu, au noyau polaire supérieur, c'est pour une raison de proximité, et non parce que celui-ci, étant le frère du noyau de l'oosphère, participe des propriétés de ce noyau femelle et diffère davantage du noyau polaire inférieur.

(*) Pour éviter toute assimilation morphologique absolue avec les anthérozoïdes des Cryptogames, GUIGNARD les a désignés simplement depuis sous le nom de gamètes.

« Cet anthérozoïde, qui va copuler ainsi avec les noyaux polaires, sort-il le premier ou le second du tube pollinique ? Au fond, la question n'a que peu d'importance, puisqu'on sait que les deux cellules mâles contenues dans le tube présentent les mêmes caractères et, par suite, sont équivalentes : ces deux anthérozoïdes doivent donc avoir les mêmes propriétés.

« En tout cas, l'observation de stades analogues à ceux des dessins 2 et 6 donne à penser que c'est ordinairement l'anthérozoïde sorti le premier du tube qui se dirige vers les noyaux polaires. Dans le dessin 6, les deux noyaux polaires qui paraissent superposés étaient, en réalité, situés sur les deux faces opposées du sac embryonnaire.

« Quant au second anthérozoïde, qui va s'unir au noyau de l'oosphère, il reste toujours, et à tous les stades, relativement plus mince et plus court que le premier (Fig. V, 1 à 7, *an*[1] et 8 à 11) ; mais il présente les mêmes caractères de structure. Il s'accole latéralement au noyau femelle et parfois l'embrasse dans une boucle plus ou moins complète (Fig. V, 9).

« Jusqu'au moment de la division des produits de la copulation, les deux anthérozoïdes se distinguent l'un et l'autre des noyaux auxquels ils se sont unis, non seulement par leur forme spéciale, mais encore par l'aspect qui leur est communiqué par leur contenu chromatique. Presque homogène au sortir du tube pollinique, comme on l'a vu précédemment, leur corps offre bientôt de fines granulations nucléiniennes, qui grossissent dans la suite et se disposent en un réseau filamenteux analogue à celui des noyaux ordinaires. Parfois même, à un stade avancé, les cordons chromatiques présentent à la périphérie du corps une disposition d'apparence spiralée (Fig. V, 17 à 19) ; mais la coupe transversale montre que des cordons se dirigent également en tous sens à son intérieur. Les nucléoles n'apparaissent dans le corps renflé des anthérozoïdes que peu de temps avant la division des produits de la copulation.

« A une phase avancée de son grossissement, et surtout quand il était tordu en spirale, l'anthérozoïde soudé aux noyaux polaires communique souvent à la masse commune un aspect mamelonné. D'autre part, au moment où cet anthérozoïde vient rejoindre les noyaux polaires, en se plaçant entre eux, comme dans le dessin 5 par exemple, il offre parfois, s'il n'a pas été convenablement fixé par les réactifs, l'apparence d'un corps allongé, renflé aux deux bouts, et simulant plus ou moins la fusion de petits corps arrondis ou ovoïdes, ce qui pouvait faire croire à la fusion de centro-sphères.

« Comme la formation de l'albumen précède toujours la division de l'œuf, les changements morphologiques sont plus prononcés, à partir d'un certain stade, dans l'anthérozoïde qui s'est uni aux noyaux polaires que dans celui qui s'est accolé au noyau de l'oosphère. La masse formée par la copulation du premier avec les noyaux polaires conserve un contour irrégulier (Fig. V, 7), et même quand les prophases de sa division se manifestent par la contraction et la disposition pelotonnée des filaments chromatiques, on peut encore reconnaître parfois la triple origine du noyau secondaire du sac embryonnaire. »

Cette fusion de trois noyaux permet aujourd'hui de mieux comprendre la cause de l'augmentation si marquée du nombre de chromosomes du noyau secondaire, sur laquelle Guignard avait si souvent appelé l'attention. De même, la double origine du noyau de l'œuf reste encore visible, et cela d'une façon plus manifeste, jusqu'à l'entrée en division de ce noyau, ainsi que cet auteur l'avait fait remarquer dans ses observations antérieures.

En résumé, le phénomène essentiel signalé par Nawaschin, et dont nous venons de suivre avec Guignard toutes les phases, consiste dans l'existence d'une double copulation sexuelle dans le sac embryonnaire : l'une, donnant naissance à l'embryon, représentant l'organisme définitif ; l'autre, fournissant l'albumen, sorte d'organisme transitoire qui servira à la nutrition de l'embryon.

Nous verrons plus tard s'il y a lieu de considérer ces deux copulations comme entièrement comparables, et comment elles doivent être interprétées.

Quoi qu'il en soit, les résultats que nous venons d'exposer, bientôt confirmés par Miss Sargant (33) dans le *Lilium Martagon* lui-même, ne pouvaient être, après la constatation de faits aussi intéressants, que le point de départ de nouvelles recherches. Peu de temps après, à l'occasion du cinquantenaire de la Société de Biologie, Guignard (34) décrit la double fécondation dans le *Fritillaria Meleagris* et l'*Endymion nutans*. La première espèce fournit des résultats analogues à ceux du Lis, mais les phénomènes semblent s'y accomplir un peu plus rapidement.

Dans l'*Endymion nutans*, les deux noyaux polaires, à l'inverse de ce qui se passe dans le Lis, s'accolent l'un à l'autre longtemps avant la pénétration du tube pollinique ; mais ils ne se fusionnent pas et leur contour reste distinct. Les noyaux mâles, plus petits et moins allongés que dans le Lis et la Fritillaire, copulent si rapidement qu'il est difficile de suivre les variations morphologiques des anthérozoïdes, bien qu'il n'y ait aucun doute sur l'existence de la double fécondation.

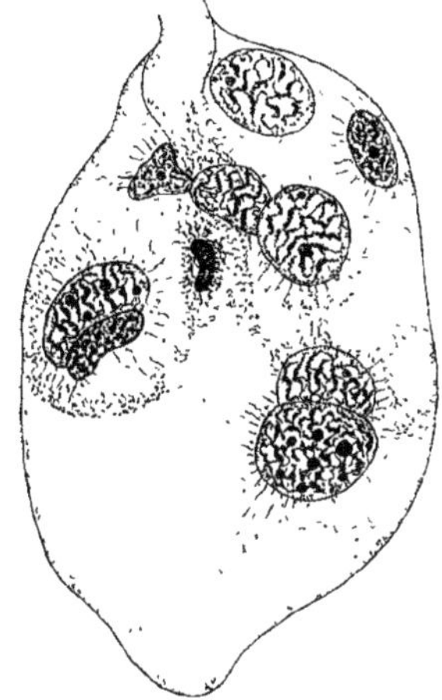

FIG. VI. — *Tulipa sylvestris* (d'après GUIGNARD).
L'un des noyaux mâles s'est accolé à celui de l'oosphère et a déjà grossi ; l'autre est encore libre, à distance du noyau secondaire du sac. *Gr.* : 500.

Au commencement de l'année suivante, le même auteur (35) publie les résultats de ses observations sur la double fécondation dans les Tulipes. En comparant l'appareil sexuel des *Tulipa Celsiana*, *Tulipa sylvestris*, *Tulipa Gesneriana*, il a pu constater chez elles une différence assez inattendue. Tandis que le *Tulipa Gesneriana* paraît offrir au point de vue de l'appareil sexuel des caractères analogues à ceux du Lis ou de la Fritillaire, les *Tulipa Celsiana* et *T. sylvestris* se font remarquer, ainsi que nous l'avons déjà indiqué plus haut (Fig. III), par la faible différenciation des cellules nées dans le sac embryonnaire avant la fécondation. Arrivés dans le sac embryonnaire, les anthérozoïdes se présentent sous la forme de noyaux allongés, ordinairement incurvés, mais sans la torsion spiralée que présentent parfois les anthérozoïdes du Lis. Parfois aussi leur forme est arrondie. L'un des anthérozoïdes va s'unir au noyau de la cellule qui joue le rôle de l'oosphère et dont le protoplasma s'entoure d'une membrane délicate ; l'autre rejoint ensuite l'un des noyaux polaires ou deux noyaux accolés, représentant le noyau secondaire du sac (Fig. VI). La formation du noyau secondaire est d'ordinaire tardive; elle peut même n'avoir lieu, comme dans le Lis, qu'après la copulation d'un anthérozoïde avec l'un des noyaux centraux représentant le noyau polaire supérieur. Ici encore la division du noyau secondaire précède la division de l'œuf.

Bien que GUIGNARD [(35) p. 367] eût annoncé dans ce dernier travail que la double fécondation existe également chez les Renonculacées, elle n'avait été jusque-là figurée que chez les Monocotylédones. Mais presque simultanément, à la fin de 1900, paraissent sur le même sujet de nouveaux travaux dus à Miss E. THOMAS, NAWASCHIN, GUIGNARD, STRASBURGER et LAND.

Dans le *Caltha palustris*, Miss E. THOMAS (36) aperçoit au contact du noyau de l'oosphère un petit noyau vermiforme incurvé, et au contact du noyau secondaire du sac embryonnaire un autre noyau paraissant bien être, par l'ensemble de ses caractères, le second noyau mâle, sorti en même temps que le premier du tube pollinique.

D'autre part, et presque en même temps, STRASBURGER (37) et NAWASCHIN (38) faisaient connaître les résultats de leurs observations, le premier sur l'*Himantoglossum hircinum*, *Orchis latifolia*, *Orchis mascula* var. *Hort.*, *Orchis maculata* et *Monotropa Hypopitys*, le second sur les *Renonculacées*, les *Composées* et certaines Orchidées (*Phajus Blumei*, *Arundina speciosa*).

En ce qui concerne les Orchidées, l'accord ne semble pas s'être fait entre ces deux botanistes. Pour STRASBURGER en effet la fusion des noyaux polaires ou l'accolement de ces deux noyaux, serait un fait constant, avant la fécondation, chez toutes les espèces examinées par lui. D'après NAWASCHIN, au contraire, les deux noyaux polaires resteraient toujours distincts l'un de l'autre, même après les premiers cloisonnements de l'œuf. STRASBURGER observe la fusion de l'un des gamètes mâles avec le noyau secondaire du sac, tandis que NAWASCHIN constate simplement, de son côté, l'accolement de ce gamète avec les deux noyaux polaires restés distincts l'un de l'autre.

Les résultats obtenus par NAWASCHIN fournissent une explication assez rationnelle du manque de formation d'albumen chez les Orchidées, mais ne semble-t-il pas que de nouvelles recherches soient nécessaires pour établir définitivement, chez cette famille, la façon dont se comportent les noyaux polaires après leur formation ?

Parmi les Renonculacées et les Composées, les espèces étudiées par Nawaschin sont le *Delphinium elatum*, l'*Helianthus annuus*, le *Rudbeckia laciniata*. Chez toutes, les deux noyaux polaires se fusionnent longtemps avant la fécondation pour former le noyau secondaire du sac embryonnaire. Dans le *Delphinium* les deux cellules génératrices, qui présentent l'aspect de corps vermiformes dans le tube pollinique, s'unissent si rapidement, l'une avec le noyau de l'oosphère, l'autre avec le noyau secondaire, qu'il n'a pu les rencontrer libres dans l'intérieur du sac embryonnaire. Dans l'*Helianthus*, au contraire, il a pu apercevoir dans un même sac les deux gamètes mâles sous forme de filaments rappelant par leur aspect les anthérozoïdes des Cryptogames vasculaires.

Dans le *Rudbeckia*, Nawaschin a observé deux cas où l'un des gamètes mâles se trouvait dans le protoplasme de l'oosphère, à quelque distance du noyau femelle, tandis que l'autre était en voie de fusion avec le noyau secondaire sur le point de se diviser. Les gamètes mâles de cette plante étaient plus courts, plus épais, moins contournés que ceux de l'*Helianthus*, et à structure finement poreuse plus apparente.

Aux divers exemples dans lesquels il avait décrit antérieurement la double fécondation, chez les Monocotylédones, Guignard (39) en ajoute deux autres empruntés au *Narcissus poeticus* et au *Scilla bifolia*. Le sac embryonnaire de ces deux plantes se distingue, avant tout, de celui du Lis, de la Fritillaire et de la Jacinthe des bois, par la fusion complète, avant le moment de la fécondation, des deux noyaux polaires en un noyau unique volumineux, pourvu d'un gros nucléole. Dans le *Narcissus*, ce noyau secondaire est situé ordinairement dans la région inférieure du sac embryonnaire très grand, au voisinage des antipodes, dont la grosseur est rélativement considérable. Chez ces deux plantes les gamètes, ou anthérozoïdes, sont de forme allongée et incurvée, et plus petits dans la Scille que dans le Narcisse.

Guignard signale en même temps l'existence de la double copulation dans les Renonculacées, les Résédacées, les Malvacées, les Composées.

Dans toutes les espèces observées, le noyau secondaire du sac est formé par fusion complète des noyaux polaires, assez longtemps avant le moment de la fécondation. L'union des gamètes mâles avec ce noyau et avec celui de l'oosphère se fait avec une grande rapidité.

A ces diverses recherches font suite celles de Land (40) sur deux Composées, l'*Erigeron philadelphicum* et le *Silphium laciniatum*, dans lesquelles l'auteur signale la double fécondation.

Par les nombreux résultats obtenus en moins de deux années

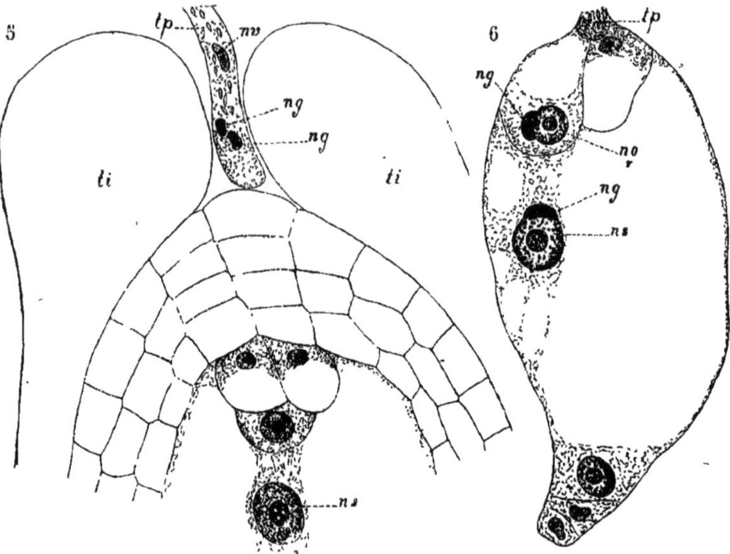

Fig. VII. — *Naias major* (d'après Guignard).

5. Partie supérieure du sac embryonnaire adulte, recouvert par le tissu nucellaire persistant et les bords du tégument interne : *tp*, tube pollinique : *nv*, noyau végétatif ; *ng*, *ng*, noyaux générateurs ; *ti*, *ti*, tégument interne ; *ns*, noyau secondaire. *Gr.* : 540.
6. Fécondation de l'oosphère et du noyau secondaire du sac : *no*, noyau de l'oosphère ; *ns*, noyau secondaire ; *ng*, *ng*, noyaux mâles ; *tp*, extrémité du tube pollinique. *Gr.* : 540.

chez les Monocotylédones et les Dicotylédones, l'existence dans les Angiospermes d'une double fécondation, l'une donnant naissance à l'embryon, l'autre à l'albumen, pouvait être considérée désormais comme un fait définitivement acquis à la science.

Mais le sujet est inépuisable et va encore provoquer de nombreux et intéressants travaux : ceux de Guignard sur le Maïs (41), le

Naias major (42), les *Renonculacées* (43), les *Solanées* (44) et les *Gentianées* (45), les *Crucifères* (46), celui de Frye (47) sur l'*Asclepias Cornuti*, celui de Karsten (48) sur le *Juglans*, et celui de Shibata (49) sur le *Monotropa uniflora*. Le phénomène de la double fécondation se trouve encore observé par Ikeda (50) dans le *Tricyrtis hirta*, par Strasburger (51) dans le *Ceratophyllum demersum*, par Ernst (83), dans *Paris quadrifolia* et *Trillium grandiflorum*, par Guignard (84) chez l'*Hypecoum procumbens*, par Wylie (52) dans l'*Elodea canadensis* et enfin par Frye (53) dans le *Casuarina stricta*.

Dans le Maïs (*) le tube pollinique paraît déverser ordinairement son contenu dans l'une des synergides. Des deux noyaux mâles l'un va s'unir au noyau de l'oosphère, l'autre aux noyaux polaires, accolés tous deux à cette dernière cellule. Cette double union se fait avec une rapidité si grande, et les noyaux mâles s'incorporent pour ainsi dire aux noyaux femelles dans un laps de temps si court que Guignard n'a pu apercevoir le phénomène que dans un petit nombre de cas. La fécondation se produit d'abord, en général, dans les ovules de la base de l'épi; puis elle a lieu très rapidement dans les autres.

En offrant un nouvel exemple de la double fécondation (Fig. VII), l'étude du *Naias major* montrait en outre un nouveau cas de parallélisme de la réduction chromatique dans les éléments mâles et femelles. Nous avons déjà eu l'occasion de dire que dans cette plante le nombre des chromosomes se trouve réduit à six dans les noyaux des cellules-mères polliniques, alors qu'il est de douze dans les cellules végétatives. Or, ce nombre six se montre identique dans les noyaux du sac embryonnaire, et de plus les chromosomes s'y présentent de longueur inégale, comme dans les cellules polliniques.

Contrairement à ce qui se passe dans la majorité des cas, la division de l'œuf se fait très rapidement après la fécondation et précède celle du noyau secondaire fécondé.

A ses observations antérieures sur la double fécondation chez les Renonculacées, Guignard en ajoute un certain nombre d'autres

(*) En raison des faits de métissage qu'elle présente, cette plante offre, au point de vue de la double fécondation, un intérêt spécial, sur lequel nous reviendrons ultérieurement.

concernant les *Nigella Damascena*, *Ranunculus Cymbalaria*, *Anemone nemorosa*. Comme pour les premières espèces examinées,

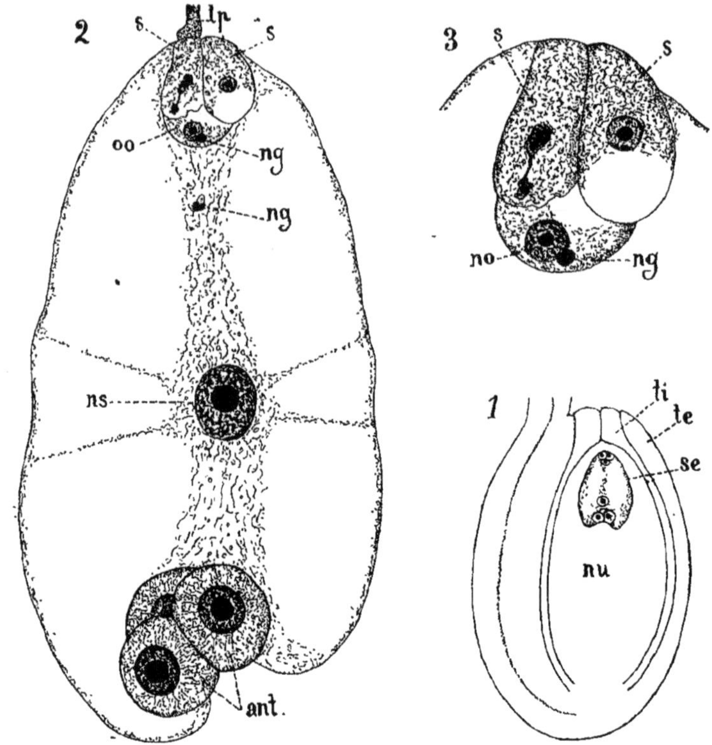

FIG. VIII. — *Nigella Damascena* (d'après GUIGNARD).

1. Coupe longitudinale médiane de l'ovule adulte : *te*, tégument externe ; *ti*, tégument interne ; *nu*, nucelle ; *se*, sac embryonnaire. *Gr.* : 50.
2. Sac embryonnaire après la pénétration des éléments mâles : *lp*, extrémité du tube pollinique ; *s*, *s*, synergides ; *oo*, oosphère ; *ng*, *ng*, les deux noyaux mâles, dont l'un se trouve au contact du noyau de l'oosphère, l'autre libre dans la traînée protoplasmique occupant la ligne médiane du sac ; *ns*, noyau secondaire ; *ant*, antipodes. *Gr.* : 250.
3. Appareil sexuel de la figure précédente plus grossi : *no*, noyau de l'oosphère. *Gr.* : 540.

la fusion des noyaux polaires est complète avant la fécondation (Fig. VIII, Fig. IX, Fig. X). Le tube pollinique, dans le *Nigella Damascena*, déverse le plus souvent son contenu dans l'une des synergides dont la vacuole disparaît et le noyau se désorganise ;

l'autre synergide conserve pendant quelque temps encore sa structure normale, parfois même jusqu'après la formation d'un certain

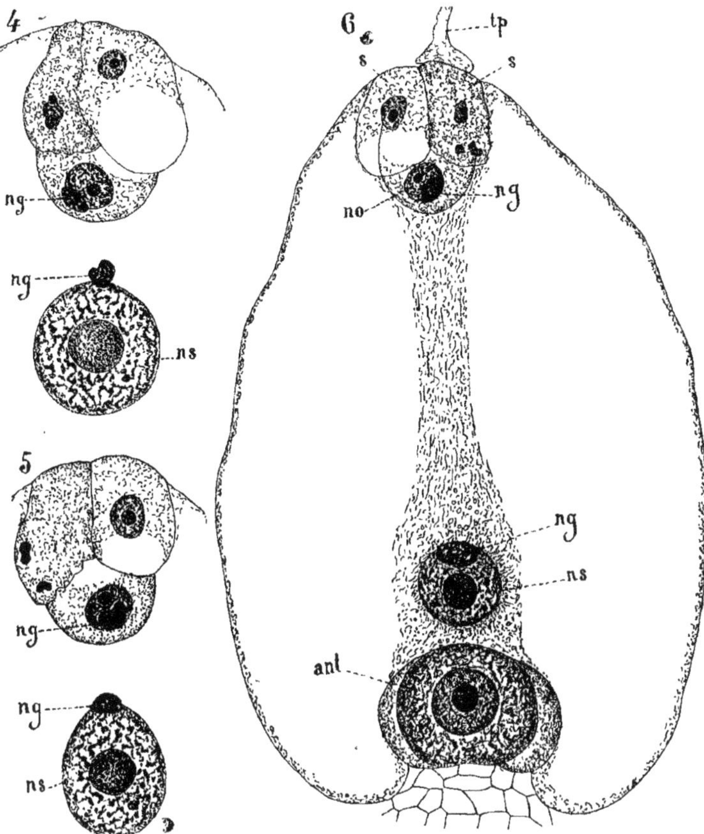

Fig. IX. — *Nigella Damascena* (d'après Guignard).

4. Appareil sexuel femelle, montrant au contact du noyau de l'oosphère l'un des noyaux mâles, *ng*, à un stade plus avancé que celui des 2 et 3 (Fig. VIII) ; au contact du noyau secondaire, *ns*, se trouve l'autre noyau mâle, *ng*. *Gr.* : 540.
5. Stade un peu plus avancé que le précédent.
6. Sac embryonnaire entier, montrant les noyaux mâles devenus très gros au contact du noyau de l'oosphère et du noyau secondaire. *Gr.* : 540.

nombre de noyaux d'albumen. Quelquefois aussi, mais rarement, le tube pollinique arrive directement sur l'oosphère, et l'on trouve alors, après la fécondation, les deux synergides encore intactes.

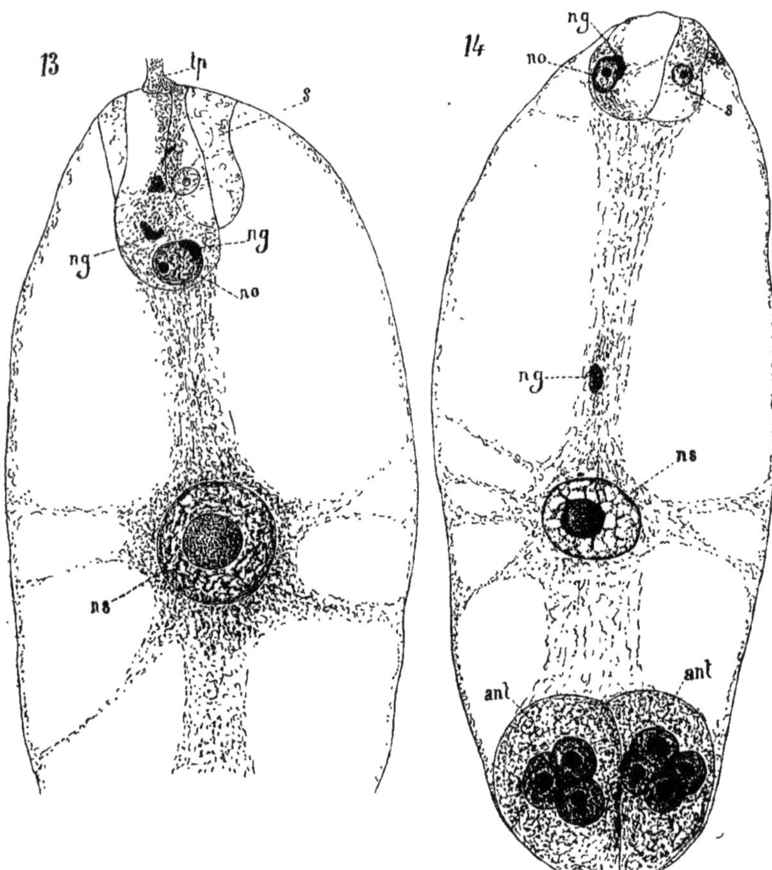

Fig. X. — *Anemone nemorosa* (d'après Guignard).

13. Partie du sac embryonnaire après la pénétration des noyaux mâles, dont l'un est encore libre dans le protoplasme. *Gr.* : 510.

14. Sac entier montrant un stade un peu plus avancé ; le noyau mâle qui doit féconder le noyau secondaire est encore libre dans la traînée protoplasmique centrale ; *ant*, antipodes à noyaux multiples. *Gr.* : 250.

Chez les Solanées, les gamètes mâles sont relativement courts et faiblement incurvés. Les deux genres choisis de préférence par l'auteur, *Datura* et *Nicotiana*, diffèrent sensiblement par la façon

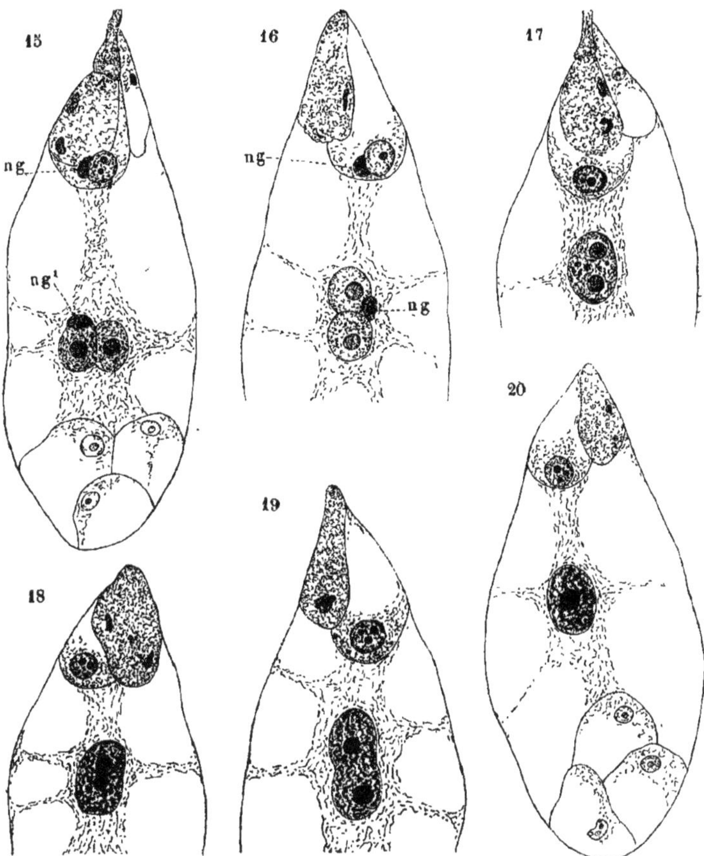

FIG. XI. — *Nicotiana Tabacum* (d'après GUIGNARD).

15. Sac embryonnaire montrant au sommet, à gauche, l'extrémité renflée du tube pollinique qui a refoulé l'une des synergides ; l'autre synergide est encore intacte ; les deux noyaux mâles, *ng*, *ng*¹, ont déjà grossi au contact du noyau de l'oosphère et de l'un des noyaux polaires. *Gr.* : 400.
16. Stade un peu plus avancé que le précédent.
17. Fusion complète des noyaux mâles avec les noyaux femelles ; les deux nucléoles des noyaux polaires fusionnés sont encore visibles. *Gr.* : 400.
18, 19, 20. Stades divers de la fusion des noyaux polaires après la fécondation. *Gr.* : 400.

dont les noyaux polaires se comportent avant la fécondation. Dans le *Nicotiana Tabacum* les noyaux polaires ne sont pas fusionnés en noyau secondaire (Fig. XI). Dans le *Datura lævis* la fusion des noyaux polaires est toujours complète (Fig. XII).

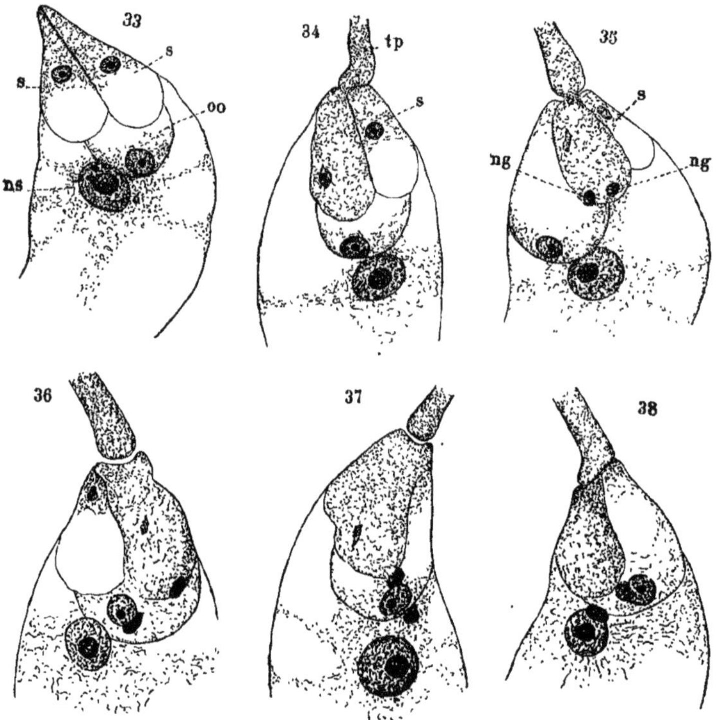

FIG. XII. — *Datura lævis* (d'après GUIGNARD).

33. Partie supérieure du sac embryonnaire, avant la fécondation : *s*, *s*, synergides ; *oo*, oosphère ; *ns*, noyau secondaire. *Gr.* : 360.

34. *tp*, tube pollinique déversant son contenu dans la synergide de gauche ; *s*, l'autre synergide intacte. *Gr.* : 360.

35, 36, 37, 38. Stades divers du transport des noyaux mâles, *ng*, *ng*, et de leur union avec le noyau de l'oosphère et le noyau secondaire. *Gr.* : 360.

Après la fécondation des noyaux polaires ou du noyau secondaire déjà formé, la division du noyau secondaire qui donne naissance à l'albumen est suivie dans les deux cas d'un premier cloisonnement transversal du sac embryonnaire (Fig. XIII). Quant à celle de l'œuf elle ne commence qu'après la formation d'un assez grand nombre de cellules d'albumen.

Chez les Gentianées, le noyau secondaire est complètement formé avant la fécondation. Ici, encore, la formation de l'albumen précède la division de l'œuf, mais la division du noyau secondaire n'est pas suivie, comme chez les Solanées, du cloisonnement du sac embryonnaire.

Parmi les Crucifères, dans le *Capsella Bursa pastoris*, la fusion

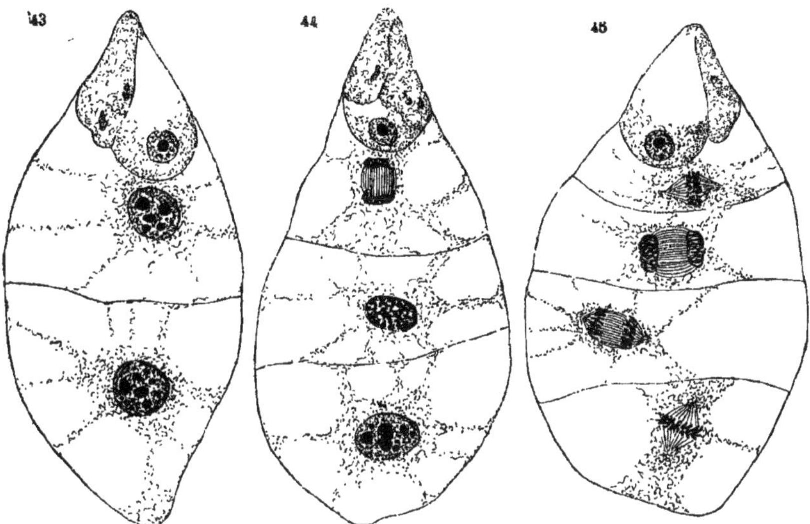

FIG. XIII. — *Datura lævis* (d'après GUIGNARD).
43, 44, 45. Stades successifs de la formation de l'albumen, se produisant avant la division de l'œuf. *Gr.* : 340.

des noyaux polaires est tardive, et le noyau secondaire qui en résulte est toujours très voisin de l'oosphère. Les deux gamètes mâles, à l'intérieur du tube pollinique, sont très rapprochés l'un de l'autre dans la plupart des cas et ont la forme de petits corps ovoïdes ou très faiblement allongés. Leur union respective avec les noyaux femelles est très prompte et, au contact de ces derniers, ils grossissent rapidement, en devenant plus manifestement granuleux.

C'est celui qui s'est uni au noyau secondaire qui grossit le plus

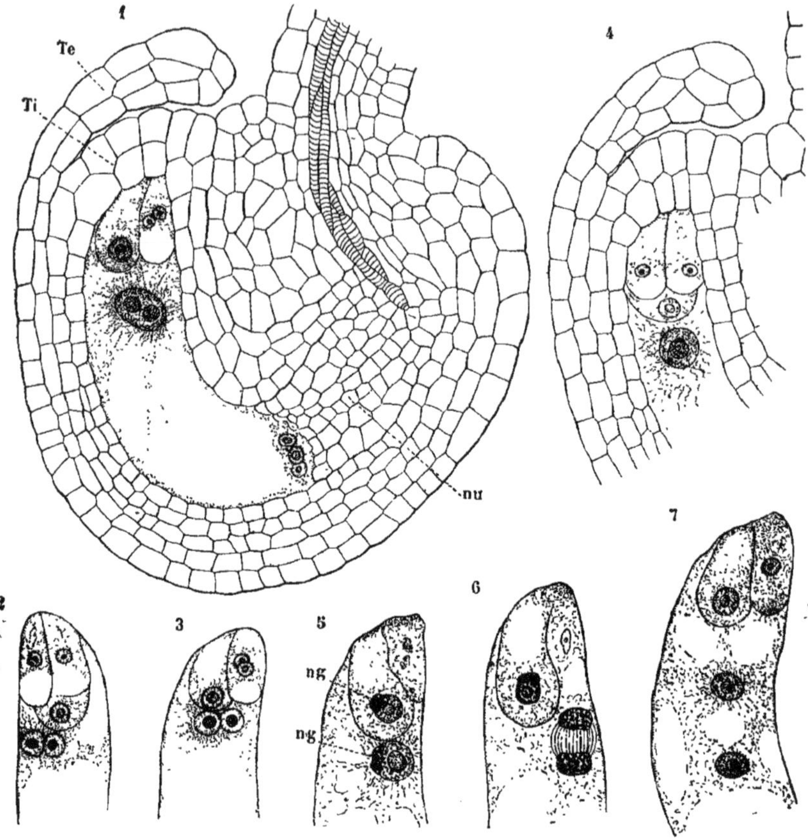

Fig. XIV. — *Capsella Bursa pastoris* (d'après Guignard).

1. Coupe de l'ovule adulte dans son plan de symétrie avant l'arrivée du tube pollinique ; la fusion des noyaux polaires est encore incomplète ; *Te*, *Ti*, téguments ; *nu*, reste du nucelle.
2, 3. Partie supérieure de deux sacs embryonnaires, montrant la position variable des synergides et les noyaux polaires encore distincts l'un de l'autre.
4. Stade plus avancé, avec noyau secondaire complètement formé.
5. Fusion des deux noyaux mâles avec le noyau de l'oosphère et le noyau secondaire.
6. Noyau mâle encore visible au contact du noyau de l'oosphère ; division presque achevée du noyau secondaire.
7. Stade plus avancé que le précédent. *Gr.* : 500.

vite et se fusionne le plus promptement avec lui. La division du noyau secondaire se fait aussitôt pour donner les deux premiers noyaux d'albumen, et cette division est presque terminée alors que l'on observe encore l'autre noyau au contact du noyau de l'oosphère (Fig. XIV).

Chez le *Lepidium sativum* la fusion des noyaux polaires y est un peu moins tardive. Les deux éléments mâles sont déjà formés dans le grain de pollen avant sa germination.

Pendant sa fusion avec le noyau mâle, le noyau secondaire descend dans le protoplasme du sac avant de se diviser pour donner les deux premiers noyaux d'albumen.

Dans l'*Asclepias Cornuti*, Frye a constaté que la fécondation peut s'opérer avant ou après la fusion des noyaux polaires ; mais, chose particulière, si elle s'opère avant leur fusion, le deuxième noyau générateur va toujours se fusionner avec le noyau polaire inférieur.

Dans les *Juglans*, Karsten croit que, dans tous les cas, l'union du noyau mâle avec les noyaux polaires est antérieure à celle de l'autre noyau mâle avec l'oosphère.

Shibata, dans son travail sur le *Monotropa uniflora*, présente une remarque intéressante concernant la formation du noyau secondaire. S'il est vrai que la température peut avoir une influence sur la fusion plus ou moins rapide des noyaux polaires dans les conditions où s'est placé l'expérimentateur, il faut bien ajouter que cette manière de voir ne peut être absolue, l'absence de fusion des noyaux polaires ne relevant pas, dans la plupart des cas, de la cause en question.

Ikeda, dans le *Tricyrtis hirta*, et Strasburger dans le *Ceratophyllum demersum* ne constatent rien de particulier en dehors du fait même de la double copulation.

Le récent travail de Frye sur le *Casuarina stricta* vient modifier totalement les connaissances que nous possédions sur la fécondation chez cette plante, depuis les travaux de Treub (17). L'auteur montre en effet que, contrairement à l'opinion du savant botaniste de Buitenzorg, il n'y a jamais formation d'albumen avant la fécondation, et que les deux noyaux générateurs jouent chacun leur rôle dans ce phénomène. Les antipodes ne sont pas absentes, mais peuvent passer avec les noyaux polaires dans le prolongement antipodial.

Quel que soit le cas considéré, pendant que se manifestent les phénomènes de la double copulation, les synergides commencent à se désorganiser, en même temps que les antipodes, qui cependant persistent parfois pendant un temps plus ou moins long, semblant jouer ainsi un rôle digestif spécial, utile à la nutrition de l'albumen.

Le noyau mâle, qui s'est uni au noyau de l'oosphère, s'aplatit plus ou moins au contact de ce dernier; puis il grossit et devient bientôt indistinct. Le protoplasme de l'oosphère change un peu d'aspect, devient plus granuleux à la périphérie, puis la membrane qui l'entoure se reconstitue et est alors très nettement cellulosique. L'œuf est formé. Mais il est à remarquer que, s'il s'agit du Lis par exemple, le noyau de cet œuf se constitue avec 24 chromosomes, alors qu'il n'y en avait que 12 dans l'anthérozoïde et 12 seulement aussi dans le noyau de l'oosphère. Ainsi est reconstitué le nombre normal de chromosomes dans les cellules, et l'on peut dire que les noyaux de la plante future participeront à la fois du noyau mâle et du noyau femelle qui ont produit le noyau de l'œuf.

Au contact du noyau secondaire ou des noyaux polaires, le second noyau mâle grossit également, puis la fusion s'accomplit. Dès la première division du noyau secondaire qui va donner l'albumen, on peut compter dans le noyau, si on conserve le Lis pour exemple, un nombre de segments chromatiques bien supérieur à 24 (*). Les cellules de l'albumen sont donc des cellules végétatives normales, comme celles qui sont issues de l'œuf.

Nature des gamètes mâles. — Après l'exposé de ces phénomènes deux questions plus principalement se posent à l'esprit. Les gamètes mâles, comparables jusqu'à un certain point par leur forme aux anthérozoïdes des Cryptogames vasculaires, sont-ils doués de mouvements propres ? La copulation de l'un des noyaux générateurs avec les noyaux polaires ou le noyau secondaire du sac embryonnaire constitue-t-elle une véritable fécondation ?

L'aspect vermiforme, si curieux dans certains exemples, des noyaux mâles générateurs, était bien fait pour donner à penser que, malgré l'absence des cils dont les anthérozoïdes sont pourvus, ils

(*) Le fait n'a rien qui doive surprendre si l'on se rappelle que le noyau polaire inférieur est plus volumineux et plus chromatique que le noyau polaire supérieur, et qu'à ces deux noyaux vient encore s'ajouter l'un des

possèdent peut-être des mouvements propres. L'observation directe ne permet pas d'élucider la chose, et à la suite de ses observations sur les ovules vivants du *Monotropa uniflora*, Shibata (49) avoue qu'il ne peut se prononcer sur l'existence des mouvements propres des éléments mâles.

S'il est possible que, chez certaines Angiospermes, les gamètes mâles peuvent se frayer eux-mêmes un chemin après leur pénétration dans le sac embryonnaire jusqu'aux noyaux avec lesquels ils doivent se fusionner, il semble plus exact d'admettre que ces noyaux sont entraînés passivement par les courants cytoplasmiques du sac embryonnaire.

Interprétation de la double copulation. — Avant la découverte des faits qui précèdent, l'albumen paraissait tirer simplement son origine de deux noyaux polaires, et la fusion de ces noyaux semblait pouvoir être comparée à celle qui se produit entre un noyau mâle et le noyau de l'oosphère et constitue la fécondation proprement dite. On avait donc cru qu'il était rationnel de considérer cette fusion comme une véritable fécondation. C'est l'opinion qu'avait exprimée Le Monnier (53), en disant que « l'albumen est une plante accessoire, indépendante de la plante mère et associée à l'embryon pour en faciliter le développement ».

Comment interpréter aujourd'hui cette fusion du noyau mâle avec les noyaux polaires ou le noyau secondaire du sac embryonnaire ? Est-ce là une copulation comparable à celle de l'autre noyau mâle avec l'oosphère, et y a-t-il véritablement double fécondation ?

« Ces deux copulations, dit Guignard [(32) p. 870], ne sont pas entièrement comparables. En effet, dans celle qui donne naissance à l'embryon représentant l'organisme définitif, les noyaux mâle et femelle possèdent l'un et l'autre le nombre de chromosomes réduit qui caractérise les noyaux sexuels (dans le cas du Lis, ce nombre

noyaux mâles. Le nombre des segments chromatiques dans le noyau secondaire serait donc, en tout cas, de 36 au minimum. Mais ce nombre peut être plus élevé, et, bien avant que soient connus les phénomènes de la double copulation, Guignard [(82) p. 118] avait pu, dans le Lis, en compter jusque 48. Dans les noyaux d'albumen provenant de la division du noyau secondaire, le nombre de ces segments diminue, mais reste cependant supérieur à celui qu'on rencontre dans les noyaux des tissus de l'ovule et des autres noyaux de la plante.

est égal à 12) ; dans celle qui fournit l'albumen, au contraire, si l'anthérozoïde apporte de son côté le même nombre réduit, il en est autrement pour le noyau polaire inférieur tout au moins, car il se forme avec un nombre de chromosomes qui, souvent, paraît environ une fois plus élevé et par conséquent voisin de celui des noyaux végétatifs. Ce qui le prouve, c'est que le noyau secondaire, au moment où il se divise, offre un nombre de chromosomes supérieur à celui qu'il devrait avoir si les noyaux dont il dérive n'avaient eu tous les trois que le nombre réduit caractéristique des éléments sexuels (*).

« La copulation qui porte sur l'oosphère représente donc, seule, une fécondation vraie ; l'autre n'est qu'une sorte de pseudo-fécondation. »

Pour Nawaschin les deux fécondations seraient identiques ou, si l'on veut, le phénomène représenterait une polyembryonie, comparable surtout à celle que Lotsy a décrite dans le *Gnetum*, et sur laquelle nous reviendrons plus tard, en étudiant la fécondation chez cette plante.

Strasburger [(54) p. 356] voit dans la fusion du noyau mâle avec les noyaux polaires une fécondation purement végétative, la distinguant ainsi de la fécondation véritable, ou fécondation génératrice.

Quelle que soit l'expression employée pour la désigner, qu'on la considère encore simplement avec Miss Sargant (55) comme une « triple fusion », peu importe, la double copulation, telle que nous l'avons exposée, constitue aujourd'hui, dans les divers groupes des végétaux Angiospermes, un fait général, dont la vérification expérimentale a, du reste, déjà été établie, comme nous allons le voir.

§ 4. — Xénie. Vérification expérimentale de la double copulation.

En montrant que l'albumen des Angiospermes tire son origine d'un phénomène sexuel analogue à celui qui donne l'embryon, les

(*) Si, d'ailleurs, on vient à prouver définitivement que, chez les Orchidées, la copulation qui intéresse les noyaux polaires n'est jamais suivie d'une division fournissant un albumen, il deviendra difficile d'admettre une homologie complète entre cette copulation et celle qui donne naissance à l'embryon.

recherches sur la double fécondation ont permis de comprendre certains faits de métissage ou d'hybridation qui, jusque-là, n'avaient pas encore reçu d'explication satisfaisante. Tel est, en particulier, le cas des xénies du Maïs, étudiées récemment encore par Hugo de Vries (56), Correns (57) et Webber (58).

On sait que, d'ordinaire, quand on féconde une fleur avec du pollen étranger, la graine et le fruit qui se développent à la suite du croisement ne sont pas modifiés et présentent les caractères maternels dans toute leur pureté ; les caractères paternels n'apparaissent que dans la plante issue de la graine hybride. A cette règle on ne peut opposer jusqu'ici que quelques faits d'une réalité bien établie. C'est à ces faits que Focke (59), en 1881, a donné le nom de « *xénies* », comprenant sous une même dénomination tous les cas où l'on peut constater ou du moins présumer une influence du pollen étranger sur les caractères héréditaires du fruit ou sur ceux de la graine en dehors de l'embryon.

Tantôt l'action de ce pollen se traduit par des modifications morphologiques visibles du contenu de la graine, comme dans le cas d'un Maïs à grains sucrés fécondé par un Maïs à grains amylacés, ou d'un Maïs incolore fécondé par un Maïs coloré, dans lequel la matière colorante se trouve dans l'assise protéique de l'albumen; tantôt les modifications portent sur le tégument de la graine ou sur le péricarpe du fruit. Les premières s'expliquent facilement aujourd'hui par la fécondation qui porte sur le noyau secondaire du sac embryonnaire, le gamète mâle qui s'unit à ce noyau ayant introduit dans l'albumen des caractères paternels: il s'agit alors des xénies vraies. Les secondes représentent des fausses xénies ou du moins des xénies douteuses, qui réclament de nouvelles recherches.

Les xénies vraies ont donc leur siège dans le sac embryonnaire et sont dues évidemment à un métissage ou à une fécondation hybride de l'albumen. « C'est du moins la seule explication rationnelle et pleinement satisfaisante, dit Guignard [(5) p. 38], des faits observés depuis longtemps dans le Maïs », en 1816 par Savi, en 1867 par H. de Vilmorin, en 1868 par Hildebrand et en 1876 par Körnicke. Cette explication a été adoptée par de Vries et Correns dans leurs récents mémoires.

Pour donner de la double fécondation une vérification expérimentale, de Vries cultiva deux races de Maïs : l'une de Maïs ordinaire où l'albumen a ses cellules remplies d'amidon et dont les grains sont lisses, l'autre de Maïs sucré où l'albumen a ses cellules remplies de dextrine et dont les grains sont ridés et un peu translucides. Avec les précautions nécessaires pour éviter l'apport de tout pollen étranger par le vent, de Vries fit agir le pollen de la race amylacée sur les stigmates de la race dextrinée, mais en laissant une partie du pollen de la race dextrinée agir sur ses propres stigmates. Il obtint alors des épis d'un Maïs mixte. Les épis ainsi obtenus portent en effet deux sortes de grains, les uns lisses à albumen entièrement à amidon, les autres ridés à albumen entièrement à dextrine. Ces derniers grains resemés donnent des Maïs à épis entièrement à grains dextrinés ; ils ont donc été produits par l'action du pollen de la race à dextrine sur les stigmates de la race à dextrine ; ils sont de race pure. Les premiers grains, c'est-à-dire les grains lisses à amidon, donnent des pieds de Maïs à épis mixtes, mélangés de grains d'amidon et de grains à dextrine ; ils sont de race mélangée. En laissant ces individus hybrides se féconder entre eux, de Vries obtint des épis riches en grains, dont un quart étaient dextrinés et les trois autres quarts amylacés. Les grains dextrinés étaient revenus au caractère de la grand'mère, les autres à celui du père et du grand-père. Les grains amylacés des épis croisés étaient donc des hybrides aussi bien pour leur albumen que pour leurs embryons. De Vries n'observa jamais, sur ces épis, des grains intermédiaires moitié sucrés, moitié amylacés.

A la suite de ses expériences faites dans le même but, Correns est persuadé qu'il existe dans le Maïs une double fécondation, conformément aux observations de Guignard, et que l'hybridation de l'embryon est toujours accompagnée de l'hybridation de l'albumen.

Des recherches de Webber sur le croisement des diverses races de Maïs, les seules qui nous intéressent directement ici ont trait aux hybrides à grains colorés.

D'une façon générale, l'auteur n'a pas constaté d'exception à la règle énoncée par Körnicke, d'après laquelle la xénie se manifeste seulement dans l'albumen, les portions extérieures du grain demeurant sans changement. La coloration du péricarpe ne semble donc avoir aucun rapport avec le croisement.

Mais si, le plus souvent, la pollinisation d'une race incolore par une race colorée avait eu pour résultat de donner des grains colorés, il y avait aussi des cas où les grains restaient incolores, comme ceux de la plante mère, et pourtant l'expérience montra que ces dernières étaient réellement hybrides. « Il semble donc qu'ici, dit Webber, le noyau du sac embryonnaire s'était divisé, pour former l'albumen, sans fécondation préalable, puisque cet albumen avait conservé les caractères de celui de la mère. » Cet albumen serait parthénogénétique. D'autre part, le trait caractéristique de la xénie n'apparaissait dans certains cas que par places sur les graines, et parfois sur une moitié de la même graine. Le grain était bigarré.

Pour expliquer cette anomalie, Webber [(58) p. 34] émet plusieurs hypothèses : le second noyau générateur ne s'unit pas au noyau secondaire et se divise isolément, ou bien le second noyau générateur ne se fusionne qu'avec l'un des noyaux polaires, ce second noyau polaire se divisant séparément. L'un des groupes de noyaux posséderait des caractères paternels et maternels, l'autre des caractères maternels seulement.

« Si l'hypothèse de Webber était fondée, que le noyau mâle se divisât avant ou après le noyau secondaire, on devrait trouver, dit Guignard [(41) p. 49], tout au moins durant les premières phases de la formation de l'albumen, une différence de grosseur entre les noyaux qui proviennent du gamète mâle et ceux qui tirent leur origine du noyau secondaire non fécondé.

« Cette hypothèse implique d'ailleurs, en même temps, la possibilité d'un développement parthénogénétique du noyau secondaire. Or, comme la parthénogénèse n'existe pas dans le Maïs, rien n'autorise à penser qu'un semblable développement de l'albumen puisse avoir lieu. »

Guignard (41) ne croit pas non plus à la fusion du second noyau mâle avec l'un des noyaux polaires seulement, l'autre noyau polaire se divisant isolément. C'est qu'en effet, les deux noyaux polaires sont toujours, longtemps avant la fécondation, accolés l'un à l'autre, parfois même aplatis l'un contre l'autre. « Je n'ai jamais, dit-il [(41) p. 50], rien observé qui pût faire penser à une séparation et à une division des noyaux polaires s'effectuant d'une façon indépendante après la fécondation. »

Malgré tout, la double fécondation, établie par l'observation directe dans le Maïs, n'en paraît pas moins mise en évidence d'une façon à peu près indubitable par l'expérimentation.

§ 5. — Acrogamie. Basigamie. Homœogamie.

Dans tous les cas considérés jusqu'à présent, nous avons vu que c'est toujours à l'extrémité supérieure du sac embryonnaire, tournée vers le micropyle, que se différencie l'oosphère et que se forme l'œuf, même lorsque le tube pollinique pénètre dans le nucelle par la chalaze. Il y aurait alors, d'après Van Tieghem (60), « *acrogamie* ».

Mais, pour ce savant, chez certaines Angiospermes qualifiées par lui d'Inovulées (ordre des *Loranthinées*, *Balanophoracées*), les choses ne se passeraient pas toujours de la même façon. Là, ce serait tantôt au sommet du sac, tantôt dans son extrémité profonde, dans sa base, que se différencierait l'oosphère et que se formerait l'œuf. En un mot, chez ces plantes, il y aurait tantôt « *acrogamie* », tantôt « *basigamie* », ces deux manières d'être pouvant se rencontrer dans les diverses subdivisions d'une même famille.

Chose plus remarquable encore, dans le *Balanophora indica*, selon le hasard de la marche du tube pollinique, ce serait tantôt l'oosphère, tantôt l'antipode médiane qui deviendrait l'œuf et par suite l'embryon. Mieux encore que la basigamie des exemples cités plus haut, cette « *homœogamie* » du *Balanophora indica* démontrerait l'équivalence sexuelle entre les cellules de la triade supérieure et les cellules antipodes (61) (*).

Un complément désirable aux recherches de Van Tieghem serait la numération des chromosomes des cellules antipodes chez les basigames. Guignard [(62) p. 245] a montré que le noyau de l'oosphère, « seul chargé dans l'organe femelle de la transmission des caractères et propriétés héréditaires », conserve le nombre réduit de segments chromatiques apparus dès la première division du noyau primaire du sac embryonnaire. Au contraire, on voit réapparaître, dans la division d'où résultent finalement les noyaux de la

(*) Pareille *homœogamie* n'existe certainement pas, dit Treub (77), dans le *Balanophora elongata*.

triade inférieure, un nombre de chromosomes plus élevé. Si cette variation numérique des segments chromatiques se retrouvait dans la cellule qui fonctionne comme oosphère chez les basigames, l'importance attribuée à la fixité du nombre des chromosomes, au point de vue de la transmission des caractères ancestraux, perdrait singulièrement de sa valeur. Jusqu'à présent aucun travail n'est venu fournir à l'hypothèse de la basigamie une preuve définitive.

§ 6. — Formation de l'œuf par fécondation de toute cellule autre que l'oosphère.

La formation de l'œuf chez les Angiospermes se produit, en général, d'une manière très uniforme, comme nous venons de le voir, par fusion de l'un des gamètes mâles avec l'oosphère. Mais cette dernière cellule n'est pas seule à pouvoir être fécondée, comme le montrent les quelques exemples que nous allons passer en revue.

Guignard [(63) p. 40] a montré depuis longtemps que, dans le *Mimosa Denhartii*, non seulement l'oosphère, mais encore les deux synergides peuvent être fécondées. Il a trouvé, en effet, chez cette plante, jusqu'à trois embryons occupant la position de l'appareil sexuel. L'existence simultanée d'albumen dans le sac embryonnaire donne à penser que plusieurs tubes polliniques ont pénétré dans le sac embryonnaire. Dans le *Schrankia uncinata*, le même auteur a signalé une polyembryonie analogue à celle de l'espèce précédente et dont l'origine est certainement la même.

Dans les *Vincetoxicum nigrum* et *V. medium*, Chauveaud (64) a compté jusqu'à cinq embryons dont deux pourraient provenir des synergides (*). La fécondation des synergides, ou seulement de l'une d'entre elles, pourrait encore se rencontrer dans l'*Iris sibirica* d'après Dodel (65), dans l'*Allium odorum* d'après Tretjakow (66), et dans le *Taraxacum officinale* d'après Schwere (67).

Plus récemment, Guignard (42) a observé plusieurs fois dans le *Naias major*, au sommet du même sac, deux embryons à peu

(*) Cette polyembryonie trouverait son explication dans l'existence, à l'intérieur du tube pollinique, de quatre ou cinq corps que l'auteur envisage comme noyaux mâles.

près semblables, présentant tous les caractères des embryons normaux formés par fécondation (Fig. XV). Comme le sac embryonnaire ne montrait aucune trace d'albumen, le noyau secondaire existant encore absolument intact, l'auteur admet que celui des

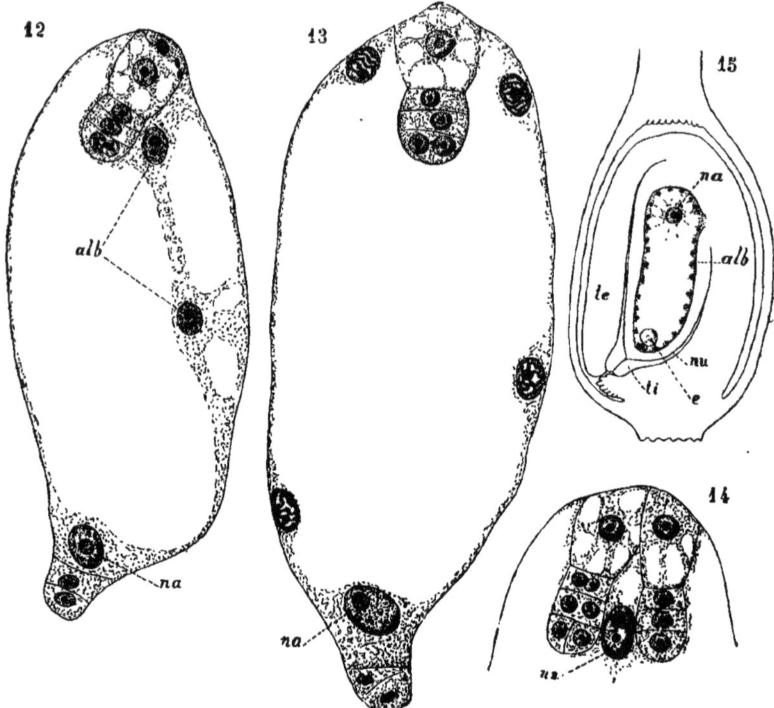

Fig. XV. — *Naias major* (d'après Guignard).

La division de l'œuf a précédé ici celle du noyau secondaire fécondé. Alors que l'embryon en **12** et **13**, comprend déjà plusieurs cellules, l'albumen n'est représenté que par un petit nombre de noyaux ; *alb*, albumen ; *na*, noyau antipodial supérieur. *Gr.* : 250.

14. On observe deux embryons provenant de la fécondation des synergides : *ns*, noyau secondaire non fécondé. *Gr.* : 250.

15. *e*, embryon globuleux ; *na*, noyau antipodial supérieur très accru. *Gr.* : 250.

deux noyaux mâles qui s'unit d'ordinaire au noyau secondaire du sac avait servi ici, vraisemblablement, à féconder l'une des synergides et à donner un second embryon.

§ 7. — Parthénogénèse.

Formation parthénogénétique de l'œuf et Apogamie. — Le terme de « *parthénogénèse* » fut appliqué, à l'origine, à tous les cas où l'embryon apparaît sans fécondation. Le *Cœlebogyne ilicifolia* était cité comme un des exemples les plus remarquables de parthénogénèse, mais, lorsque Strasburger [(9) p. 67] eut montré que les embryons du *Cœlebogyne* sont adventifs et naissent par bourgeonnement du nucelle de même que dans le *Nothoscordon fragrans* (c'est le cas également des *Funkia*, *Citrus*, etc.), il paraissait évident, comme ce savant en fit d'ailleurs la juste remarque, que le mot de parthénogénèse, indiquant le développement d'un germe destiné à être fécondé qui se développe sans fécondation, s'applique mal à la production d'embryons purement adventifs et par conséquent à la reproduction du *Cœlebogyne*. C'est alors que, pour désigner tous les cas où la sexualité, empêchée ou perdue, se trouve remplacée par divers procédés de multiplication qui conservent simplement la plante, de Bary (68) créa le nom d' « *apogamie* »

L'apogamie elle-même, ainsi définie, se présente sous des formes tout à fait différentes, et il semble naturel, avec Ernst (69), de la distinguer du simple bourgeonnement. L'apogamie ne comprend dès lors que les embryons naissant dans le sac embryonnaire, aux dépens de toute cellule autre que l'oosphère, tandis que le bourgeonnement s'applique à tous les embryons nés en dehors du sac, aux dépens du nucelle (*Cœlebogyne*, *Funkia*, *Nothoscordon*, *Citrus*, etc.) ou du tégument (*Allium odorum*).

Kerner (70) avait déjà signalé que l'*Antennaria alpina*, chez lequel, d'ailleurs, les plantes mâles sont très rares, donnait des graines sans avoir été fécondé, mais on ne savait pas s'il s'agissait là d'un embryon adventice ou d'une vraie parthénogénèse.

En 1898, Juel (71) montra que, dans cette plante, l'oosphère se développe, sans aucun doute, en embryon parthénogénétique et que l'albumen dérive également par voie parthénogénétique des deux noyaux polaires qui entrent en division sans fusion préalable. Deux ans plus tard, l'auteur (72) apportait à son premier travail un complément intéressant, à savoir que dans l'*A. alpina* le sac embryonnaire se forme sans qu'il y ait réduction chromatique ni division hétérotypique, contrairement, par suite, à ce que l'on observe dans la différenciation des cellules sexuelles. Dans l'*Antennaria dioïca*, au contraire, où la fécondation s'accomplit régulièrement, la première division de la cellule-mère définitive du sac embryonnaire est toujours accompagnée d'une réduction dans le nombre des chromosomes.

En 1901, Murbeck (73) découvrit que la parthénogénèse est plus ou moins constante dans toutes les espèces d'*Alchemilla* appartenant au groupe *Eualchemilla*. Dans l'*A. arvensis* la fécondation s'opère régulièrement, le tube pollinique pénétrant ici par la chalaze. La fusion des noyaux polaires ayant été constatée dans plusieurs espèces parthénogénétiques, ce manque de fusion ne peut être considéré comme caractéristique de ces espèces. La réduction chromatique fait également défaut comme dans l'*Antennaria alpina*. Elle a lieu toutefois dans l'*Alchemilla arvensis*.

Les deux exemples qui précèdent suffisent à montrer que la soi-disant *parthénogénèse* ne mérite guère d'être distinguée de *l'apogamie*. Le caractère essentiel qui différencie d'ordinaire l'oosphère et les synergides d'une part, les antipodes de l'autre, manque totalement. L'indice de la sexualité ne s'observe pas plus chez les premières que chez les secondes. S'il est morphologiquement distinct, l'embryon provenant de l'oosphère ne diffère en aucune façon, par son origine, de l'embryon provenant d'une antipode.

Si l'on veut distinguer entre parthénogénèse et apogamie, il faut se garder, en tout cas, de faire intervenir tout caractère de sexualité dans les noyaux des cellules qui se développent en embryons.

La parthénogénèse a été également observée par Overton (74), en 1902, chez le *Thalictrum purpurascens*. Dans cette plante, l'auteur a constaté que les embryons parthénogénétiques sont plus lents à se développer que les embryons normaux, bien qu'ils soient semblables à la maturité de la graine. Le cytoplasme est très dense à proximité de l'oosphère non fécondée, mais quand la zone en contact avec cette dernière se modifie, la première segmentation a lieu. L'auteur suppose qu'il se produit une réaction quelconque entre l'oosphère et le cytoplasme contigu, ce qui amène un changement dans la constitution physique de l'oosphère, lequel changement provoque la segmentation. Cette hypothèse n'a rien d'inadmissible puisque la parthénogénèse artificielle a été produite dans les œufs non fécondés de certains animaux inférieurs en changeant la pression osmotique.

Overton a trouvé qu'à l'état naturel, le *Thalictrum purpurascens* donne en nombre égal des embryons normaux et des embryons parthénogénétiques.

Plus récemment Treub (75) a conclu que le *Ficus hirta* produit des embryons parthénogénétiques. Cette propriété, qui semble plutôt acquise par l'arbre dans le cours des temps, suggère à l'auteur certaines considérations du plus haut intérêt, sur lesquelles nous aurons à revenir à la fin de ce travail.

La formation d'embryons, aux dépens des synergides, ne semble comporter que peu d'exemples. Le fait n'est pas douteux pour l'*Alchemilla sericata*, où, d'après Murbeck (73), l'une des synergides donne un embryon au même titre que l'oosphère, bien que la fécondation n'intervienne pas.

Chez l'*Allium odorum*, Tretjakoff (66), puis Hegelmaier (76) ont montré que les embryons multiples que l'on rencontre dans le sac embryonnaire proviennent non seulement de l'oosphère et de l'une des synergides, mais aussi des antipodes.

Formation parthénogénétique de l'albumen. — L'albumen peut-il se former sans qu'il y ait fusion de l'un des gamètes mâles avec les noyaux polaires ou le noyau secondaire du sac embryonnaire ?

Shibata (77) a bien montré que, dans le *Monotropa uniflora*, la fusion des noyaux polaires et le développement de l'albumen peuvent être obtenus expérimentalement, par élévation de la température, en dehors de toute fécondation, mais on connaît aussi quelques cas, rares il est vrai, de formation parthénogénétique dans les conditions normales de végétation. L'*Antennaria alpina* en offre un exemple. Non seulement cette espèce donne un embryon sans fécondation, mais, bien que les noyaux polaires ne s'unissent pas en un noyau secondaire, ils ne s'en divisent pas moins pour produire l'albumen.

Dans son récent travail sur la parthénogénèse dans les Alchemilles qui forment la section des *Eualchemilla*, Murbeck (73) a montré également que le développement de l'oosphère en embryon et celui du noyau secondaire en albumen ont lieu sans fécondation. Le plus souvent, la formation de l'albumen n'a lieu qu'après les premiers cloisonnements de l'oosphère; parfois aussi elle commence avant, alors que la fleur est encore en bouton.

Les Balanophoracées offrent de remarquables cas de formation parthénogénétique de l'albumen.

Dans le *B. elongata*, étudié par Treub (73), il n'y a pas de vraie fleur. Sur l'axe de l'inflorescence apparaît une protubérance constituée par un petit nombre de cellules. La cellule sous-épidermique de cette protubérance devient le sac embryonnaire, tandis que l'épiderme sus-jacent s'accroît en un long organe ressemblant à un style. Le sac embryonnaire se courbe et à chaque extrémité se montrent, suivant la règle ordinaire, quatre noyaux; mais l'oosphère et les synergides avortent. Il en est de même des noyaux antipodiaux, qui disparaissent et ne donnent pas d'antipodes. Il reste ainsi dans le sac embryonnaire un seul noyau, le noyau polaire supérieur, qui se divise en deux cellules dont l'inférieure disparaît graduellement, tandis que la supérieure, en se multipliant, forme un tissu équivalent à un albumen parthénogénétique. C'est aux dépens d'une cellule de cet albumen que se développe l'embryon formé d'un petit nombre de cellules; les cellules d'albumen qui l'entourent se remplissent d'huile, et les assises les plus superficielles deviennent avec l'épiderme un testa à cloisons épaissies. Le *Balanophora globosa* présente, d'après Lotsy (79), des phénomènes absolument comparables (*).

Chodat et Bernard (80) décrivent des particularités analogues dans l'*Helosis guyanensis*, mais il n'ont pu suivre le développement jusqu'à la constitution de l'embryon; ils s'arrêtent au moment où le noyau polaire supérieur, non fusionné avec le noyau polaire inférieur, se développe en albumen, pendant que les synergides se détruisent et que l'oosphère présente des signes évidents de dégénérescence.

Dans le *Rhopalocnemis phalloïdes*, suivant Lotsy (81), les organes reproducteurs sont normalement constitués; mais la production des graines est extrêmement rare, et l'on n'observe pas de pollen

(*) L'embryon peut également être considéré, dans ces deux cas, comme issu parthénogénétiquement du noyau polaire supérieur.

attaché au stigmate. Comme, cependant, on trouve quelquefois des graines, Lotsy pense qu'elles sont produites par fécondation. Mais l'hypothèse que la pollinisation a provoqué dans cette plante une apogamie comparable à celle des *Balanophora* n'est pas inadmissible.

1. C.-F. Gaertner. Notice sur des expériences concernant la fécondation des végétaux (*Ann. sc. nat.*, X, 143, 1827).

2. J.-B. Amici. Observations microscopiques sur diverses espèces de plantes (trad. dans *Ann. sc. nat.*, II, 64, 1824).

3. Ad. Brongniart. Mémoire sur la génération et le développement de l'embryon dans les végétaux phanérogames (*Ann. sc. nat.*, XII, 14, 145, 225, 1827).

4. J.-B. Amici. Note sur le mode d'action du pollen sur le stigmate. Extrait d'une lettre d'Amici à M. Mirbel (*Ann. sc. nat.*, XXI, 329, 1830).

5. M. J. Schleiden. 1° Einige Blicke auf die Entwick. des vegetabilischen Organismus bei den Phanerogamen (*Wiegmann. Archiv*, III, p. 289-320, 1837.
2° Sur la formation de l'ovule et l'origine de l'embryon dans les Phanérogames (*Ann. sc. nat. Bot.*, XI, 2e série, 129-141, pl. 6-8, 1839).

6. H. Schacht. Der Vorgang der Befruchtung bei *Gladiolus segetum* (*Monatsbericht*, séance du 30 mai 1856).

7. W. Hofmeister. Neue Beiträge zur Kenntniss der Embryobildung der Phanerogamen (*Abhandl. Königl. Sächs. Gesell. Wiss.*, VII, 1859).

8. P. Duchartre. Éléments de botanique (2e édition, Paris, 1877).

9. Strasburger. Ueber Befruchtung und Zelltheilung (108 p., 9 pl., Iéna, 1878).

10. F. Guéguen. Anatomie comparée du tissu conducteur du style et du stigmate des Phanérogames (*Thèse de doct. ès sciences*, Paris, 1901).

11. K. Shibata. Experimentelle Studien über die Entwickelung des Endosperms bei *Monotropa* (*Vorläufige Mittheilung*) *Biol. Centralbl.*, XXII, 705-714, 1902).

12. L. Guignard. Sur la pollinisation et ses effets chez les Orchidées (*Ann. sc. nat.*, 7e série, IV, 202-240, 2 pl., 1886).

13. M. Treub. Notes sur l'embryon, le sac embryonnaire et l'ovule (*Ann. Jard. bot. Buitenzorg*, III, 76-87, pl. 13-15, 1883).

14. Margaret Benson. Contribution to the embryology of the Amentiferæ. (I. *Trans. Linn. Soc. Bot. London*, III, 409-424, pl. 67-72, 1894).

15. A. H. Conrad. A contribution to the life history of *Quercus* (*Bot. Gazette*, XXIX, 408-418, pl. 28-29, 1900).

16. K. Goebel. Outlines of classification and special morphology (English translation, 1887).

17. M. Treub. Sur les Casuarinées et leur place dans le système naturel (*Ann. Jard. bot. Buitenzorg*, X, 145-231, pl. 12-32, 1891).

18. S. Nawaschin. Zur Embryobildung der Birke (*Bull. Acad. Imp. Sc. Saint-Pétersbourg*, XIII, 345-348, 1892, et *Bot. Centralbl.*, LIV, 237, 1893).

19. S. Nawaschin. Ein neues Beispiel der Chalazogamie (*Bot. Centralbl.*, LXIII, 353-357, 1895).

20. F. H. Billings. Chalazogamy in *Carya olivaeformis* (*Bot. Gazette*, XXXV, 134-135, 1903).

21. S. NAWASCHIN. Ueber das Verhalten des Pollenschlauches bei der *Ulme* (*Bull. Acad. Imp. Sc. Saint-Pétersbourg*, VIII, 345-357, pl. 1, 1898, et *Bot. Cent.*, LXXVII, 26-30, 1899).

22. N. ZINGER. Beiträge zur Kenntniss der weiblichen Blüthen und Inflorescenzen bei Cannabineen (*Flora*, LXXXV, 189-253, pl. 6-10, 1898).

23. R. PIROTTA et B. LONGO. Basigamia, mesogamia, acrogamia (*Atti R. Accad. Lincei*, IX, 296-298, 1900. et *Bot. Centralb.*, LXXXVI, 93, 1901).

24. B. LONGO. La mesogamia nella commune zucca (Cucurbita Pepo L.) (*Rend. R. Accad. Lincei*, X, 168-172, 1901).

24 *bis*. B. LONGO. Sul significato del percorso endotropico del tubetto pollinico (*Rend. R. Accad. Lincei*, X, 2e sem., 50-53, 1901).

25. S. MURBECK. Ueber das Verhalten des Pollenschlauches bei *Alchemilla arvensis* und das Wesen der Chalazogamie (*Lunds Univ. Arsskrift*, XXXVI, 19, 2 pl., 1901).

26. STRASBURGER. Neue Beobachtungen über Zellbildung und Zelltheilung (*Bot. Zeitung*, XXXVII, 265-288, pl. 4, 61 fig., avril 1879).

27. STRASBURGER. Neue untersuch. über den Befrucht. bei den Phanerogamen, 1884.

28. STRASBURGER. Ueber Kern-und Zelltheilung in Pflanzenreich. Iéna, 1888.

29. L. GUIGNARD. Recherches sur la structure et la division du noyau cellulaire (*Ann. sc. nat.*, 6e série, XVII, 5-59, 5 pl., 157 fig., 1884).

30. L. GUIGNARD. Sur l'existence des « sphères attractives » dans les cellules végétales (*C. R. A. S.*, 9 mars 1891).

31. S. NAWASCHIN. Resultate einer Revision der Befruchtungsvorgange bei *Lilium Martagon* und *Fritillaria tenella* (*Bull. Acad. Imp. Sc. Saint-Pétersbourg*, IX, 377-382, 1898).

32. L. GUIGNARD. Sur les anthérozoïdes et la double copulation sexuelle chez les végétaux angiospermes (*C. R. A. S.*, CXXVIII, 864-871, 19 fig., 1899; *Rev. gén. Bot.*, XI, 129-135, pl. 1, 1899).

33. ETHEL SARGANT. On the presence of two vermiform nuclei in the fertilized embryo-sac of *Lilium Martagon* (*Proc. Royal Soc.*, LXV, p. 163-165, 1 fig., 1899).

34. L. GUIGNARD. Les découvertes récentes sur la fécondation chez les végétaux angiospermes (*Volume jubilaire de la Société de Biologie*, 189-198, 22 fig., Paris, 1899).

35. L. GUIGNARD. L'appareil sexuel et la double fécondation dans les Tulipes (*Ann. sc. nat.*, 8e série, XI, 365-387, pl. 9-11, 1900).

36. ETHEL M. THOMAS. Double fertilization in a Dicotyledon : *Caltha palustris* (*Ann. of Bot.*, XIV, 527-535, pl. 30, 1900).

37. STRASBURGER. Einige Bemerkungen zur Frage nach der « doppelten Befruchtung » bei den Angiospermen (*Bot. Zeit.*, LVIII, 293-316, 1900).

38. S. NAWASCHIN. Ueber die Befruchtungsvorgänge bei einigen Dicotyledonen (*Ber. d. d. Bot. Ges.*, XVIII, 224-230, pl. 9, 1900).

39. L. GUIGNARD. Nouvelles recherches sur la double fécondation chez les Phanérogames Angiospermes (*C. R. A. S.*, CXXXI, 153-160, 1900).

40. W. J. G. LAND. Double fertilization in Compositæ (*Bot. Gazette*, XXX, 252-260, pl. 15-16, 1900).

41. L. Guignard. La double fécondation dans le Maïs (*Journ. de Bot.*, XV, 37-50, 1901).

42. L. Guignard. La double fécondation dans le *Naias major* (*Journ. de Bot.*, XV, 205-213, 15 fig , 1901).

43. L. Guignard. La double fécondation chez les Renonculacées (*Journ. de Bot.*, XV, 394-408, 16 fig., 1901).

44. L. Guignard. La double fécondation chez les Solanées (*Journ. de Bot.*, XVI, 145-167, 45 fig.. 1902).

45. L. Guignard. Sur la double fécondation chez les Solanées et les Gentianées (*C. R. A. S.*, CXXXIII, 1268-1272, 1901).

46. L. Guignard. La double fécondation chez les Crucifères (*Journ. de Bot.*, XVI, 361-368, 20 fig., 1902).

47. T. C. Frye. A morphological study of certain Asclepiadaceæ (*Bot. Gazette*, XXXIV, 389-413, pl. 13-15, 1902).

48. G. Karsten. Ueber die Entwickelung der weiblichen Blüthen bei einigen Juglandaceen (*Flora*, XC, 316-333, pl. 12, 1902).

49. K. Shibata. Die Doppelbefruchtung bei *Monotropa uniflora* L. (*Flora*. XC, 61-66, 1902).

50. T. Ikeda. Studies in the physiological functions of antipodals and related phenomena of fertilization in Liliaceæ 1. *Tricyrtis hirta* (*Bull. Coll. Agric. Imp. Univ. Tokio*, V, 41-72, pl. 3-6, 1902).

51. Strasburger. Ein Beitrag zur Kenntniss von *Cèratophyllum submersum* und phylogenetische Erörterungen (*Jahrb. wiss. Bot.*, XXXVII, 477-526, pl. 9-11, 1902).

52. R. B. Wylie. A morphological study of *Elodea canadensis* (*Bot. Gazette*, XXXVII, 1-22, pl. 1-4, 1904).

53. T. C. Frye. The embryo-sac of *Casuarina stricta* (*Bot. Gazette*, XXXV, 101-113, pl. 17, 1903).

53. G. Le Monnier. Sur la valeur morphologique de l'albumen chez les Angiospermes (*Journ. de Bot.*, I, 140-142, 1887).

54. Strasburger. Ueber Befruchtung (*Bot. Zeit.*, LIX, 353-368, 1901).

55. Ethel Sargant. Recent Work on the results of fertilization in Angiosperms (*Ann. of Bot.* XIV, 689-712, 1900).

56. Hugo de Vries. 1° Sur la fécondation hybride de l'albumen (*C. R. A. S.* décembre 1899).

2° Sur la fécondation hybride de l'endosperme dans le Maïs (*Revue gén. de Botanique*, 15 avril 1900).

57. C. Correns. Untersuch. über die Xenien bei *Zea Mays* (*Ber. d. d. Bot. Ges.*, XVII, 410-417, 1899).

58. H. Webber. Xenia, or the immediate effect of pollen in Maize (*Bulletin* n° 22 of *U. S., Departement of Agriculture*, septembre 1900).

59. W. O. Focke. Die Pflanzen Mischlinge, Berlin, 1881).

60. Van Tieghem. Acrogamie et Basigamie (*Journ. de Bot.*, IX, 465-469, 1895).

61. Van Tieghem. Sur quelques exemples nouveaux de Basigamie et sur un cas d'Homœogamie (*Journ. de Bot.*, X, 245-250, 1896).

62. L. GUIGNARD. Nouvelles études sur la fécondation (*Ann. sc. nat.*, 7ᵉ sér., XIV, 163-296, pl. 9-18, 1891).

63. L. GUIGNARD. Recherches anatomiques et physiologiques sur l'embryogénie des Légumineuses (*Ann. sc. nat.*, 6ᵉ sér., XII, 5-166, pl. 1-8, 1881).

64. G.-L. CHAUVEAUD. Sur la fécondation dans les cas de polyembryonie *C. R. A. S.*, CXIV, 504-506, 1892).

65. A. DODEL. Beiträge zur Kenntniss der Befruchtungserscheinungen bei *Iris sibirica*. Festschrift (Nägeli und Kölliker) Würzburg, 1891.

66. S. TRETJAKOW. Die Betheiligung der Antipoden in Fällen der Polyembryonie bei *Allium odorum* (*Ber. d. d. Bot. Ges.*, XIII, 13-17, pl. 2, 1895).

67. S. SCHWERE. Zur Entwickelungsgeschichte der Frucht von *Taraxacum officinale*. Ein Beitrag zur Embryologie der Compositen (*Flora*, LXXXII, 32-66, pl. 2-5, 1896).

68. De BARY. Ueber apogame Farne und die Erscheinung der Apogamie im Allgemeinem (*Bot. Zeitung*, XXVI, 449, 465, 481, pl. 14, 1878).

69. A. ERNST. Beiträge zur Kenntniss der Entwickelung des Embryosackes und des Embryo (Polyembryonie) von *Tulipa Gesneriana* (*Flora*, LXXXVIII, 37-77, pl. 4-8, 1901).

70. KERNER. Parthenogenesis einer Angiospermen Pflanze (*S. B. Wien. Akad.*, LXXIV, 469, 1876).

71. H. O. JUEL. Parthenogenesis bei *Antennaria alpina* (*Bot. Centralb.* LXXIV, 369-372, 1898.

72. H. O. JUEL. Untersuch. über typische und parthenogenetische Fortpflanzung bei der Gattung *Antennaria* (*Handl. Svensk. Vetensk. Akad.*, XXXIII, nᵒ 5, p. 59, pl. 6, 5 fig., 1900). (Analysé dans *Bot. Zeit.*, LIX, 131, 1901.)

73. S. MURBECK. Ueber Anomalien im Baue des Nucellus und des Embryosackes bei parthenogenetischen Arten der Gattung *Alchemilla* (*Lunds Univ. Arsskrift*, XXXVIII, nᵒ 2, p. 10, pl. 13, 1902).

74. J. B. OVERTON. Parthenogenesis in *Thalictrum purpurascens* (*Bot. Gazette*, XXXIII, 363-375, pl. 12-13, 1902).

75. M. TREUB. L'organe femelle et l'embryogénèse dans le *Ficus hirta* (*Ann. Jard. bot. Buitenzorg*, XVIII, 124-157, pl. 16-25, 1902).

76. F. HEGELMAIER. Zur Kenntniss der Polyembryonie von *Allium odorum* (*Bot. Zeit.*, LV, 133-140, 1897).

77. K. SHIBATA. Experimentelle Studien über die Entwickelung des Endosperms bei *Monotropa* (*Biol. Centralb.*, XXII, 705-714, 1902).

78. M. TREUB. L'organe femelle et l'apogamie du *Balanophora elongata* (*Ann. Jard. bot. Buitenzorg*, XV, 1-25, pl. 1-8, 1898).

79. J. P. LOTSY. *Balanophora globosa* Jungh. Eine wenigstens örtlich verwittwete Pflanze (*Ann. Jard. bot. Buitenzorg*, XVI, 174-186, pl. 26-29, 1899).

80. R. CHODAT et C. BERNARD. Sur le sac embryonnaire de l'*Helosis guyanensis* (*Journ. de Bot.*, XIV, 72-79, pl. 1-2, 1900).

81. J. P. LOTSY. *Rhopalocnemis phalloïdes* Jungh. A morphological systematical study (*Ann. Jard. bot. Buitenzorg*, XVII, 73-101, pl. 3-14, 1900).

82. L. GUIGNARD. Étude sur les phénomènes morphologiques de la fécon-

dation (*Actes du Congrès de Botanique de* 1889, C-CXLVI, pl. 1-5, parus dans *Bull. Sc. Bot. de France*, XXXVI, 1889).

83. A. Ernst. Chromosomenreduction, Entwickelung des Embryosackes und Befruchtung bei *Paris quadrifolia* und *Trillium grandiflorum* Salisb. (*Flora*, LXXXXI, 1 - 6, 1902.)

84. L. Guignard, La formation et le développement de l'embryon chez l'*Hypecoum* (*Journ. de Bot.*, XVII, 33-44, 21 fig., 1903).

DEUXIÈME PARTIE

GYMNOSPERMES

Les Gymnospermes présentent avec les Angiospermes, relativement à l'origine et à la différenciation de leurs organes sexuels, la plus grande analogie. Aussi, ne consacrerons-nous pas à ces questions le même développement que nous leur avons accordé dans la première partie de notre travail.

Mais si, d'autre part, les trois familles, Cycadacées, Conifères, Gnétacées, possèdent entre elles un grand nombre de caractères communs, au sujet de l'appareil mâle, de l'appareil femelle et de la fécondation, elles offrent aussi à ces divers points de vue, chacune en ce qui les concerne, certaines particularités qui nous obligeront, pour plus de clarté, à les étudier séparément. Sans nous départir de l'ordre que nous avons suivi chez les Angiospermes, nous passerons en revue successivement, pour chacune d'elles, l'appareil sexuel mâle, l'appareil sexuel femelle et les phénomènes de la fécondation.

A. — CYCADACÉES

Restées longtemps fort imparfaitement connues sous le rapport des organes de la reproduction, et encore plus de la fécondation proprement dite, les Cycadacées, dont une espèce avait été examinée à une date très éloignée par Karsten (1), ont été, dans la suite, l'objet d'études spéciales par Juranyi, Warming, Treub et Guignard.

CHAPITRE PREMIER

GAMÈTE MALE

§ 1. — Développement des sacs polliniques et du pollen.

Le développement des sacs polliniques et des grains de pollen a été observé pour la première fois par Juranyi (2), dans le *Ceratozamia longifolia*. L'auteur a bien indiqué la formation de cellules-mères primordiales d'où dérivent les cellules-mères du pollen, mais s'il est exact que chacune de ces dernières fournit quatre grains de pollen, il s'est mépris sur la façon même dont le cloisonnement s'opère à l'intérieur de la cellule-mère pour leur donner naissance.

La même année, Warming (3), dans ses recherches sur les *Ceratozamia*, partage les vues de Juranyi sur la formation du pollen, ajoutant il est vrai : « autant que j'ai pu suivre les phases de son développement ».

En 1881, Treub (4) étudie le développement des sacs polliniques du *Zamia muricata* Willd. D'après cet auteur, les premières traces de formation de sac pollinique consistent dans l'allongement et la segmentation de quelques cellules sous-épidermiques. Il apparaît bientôt ainsi un groupe de cellules dont les plus internes, plus grandes, ne sont autre chose que les cellules-mères primordiales du pollen. Par suite de nouvelles divisions, ces dernières donnent naissance à un massif plus développé de cellules, parmi lesquelles un certain nombre se résorbent toujours. Treub observe avec netteté la division de la cellule-mère définitive et la formation des cloisons qui isolent finalement les quatre grains de pollen.

A la suite de nouvelles recherches, Juranyi (5), en 1882, admettait que, chez le *Ceratozamia*, les segments chromatiques ne subissent pas le dédoublement longitudinal au stade de la plaque nucléaire, conformément à la loi générale, mais seulement après leur transport et leur arrivée aux pôles du fuseau (*division hétérotypique*, au sens de FLEMMING).

GUIGNARD (6), quelques années plus tard, étudiant le développement du pollen dans les *Cycas*, *Zamia* et *Ceratozamia*, pour chercher à contrôler l'anomalie signalée par JURANYI, constate que l'opinion de cet auteur n'est pas fondée et que les Cycadées rentrent dans la règle générale. Grâce à un procédé de fixation particulier des noyaux au repos dans le *Ceratozamia*, l'auteur constate en outre que, contrairement à l'opinion alors émise par RABL et STRASBURGER, les segments chromatiques ne conservent pas leur autonomie dans le noyau à l'état de repos. Ils forment un filament continu qui se coupe en segments quand le noyau entre en division, pour se reconstituer quand il passe à l'état de repos. GUIGNARD observe aussi que les noyaux des cellules polliniques du *Ceratozamia mexicana* ne possèdent que huit chromosomes, tandis qu'il y en a seize dans les noyaux végétatifs de cette espèce. Cette remarque est, pour l'époque, du plus haut intérêt, car elle montre que les mêmes caractères se rencontrent aussi bien chez les Gymnospermes que chez les Angiospermes.

Le grain de pollen, dans l'espèce précitée, renferme deux petites cellules considérées, récemment encore, comme un prothalle rudimentaire, n'ayant aucun rôle à remplir au moment de la fécondation, le gros noyau situé dans la grande cavité du grain pénétrant seul dans le tube pollinique qui se développe à l'opposé (*).

On croyait en effet, jusqu'à ces dernières années, que chez les Gymnospermes le rôle générateur était dévolu à la grande cellule du grain, la petite cellule ou les petites cellules, quand il y en a plusieurs, ne prenant aucune part dans la fécondation. Les recherches de BELAJEFF [(7) p. 282-283] et celles de STRASBURGER [(8) p. 13 et suiv.] ont montré que chez les Gymnospermes c'est l'une des petites cellules qui donne les gamètes mâles, le rôle de la grande étant de former, comme chez les Angiospermes, le tube pollinique.

(*) D'après les observations de JURANYI, il peut se faire une troisième petite cellule, par suite de la division de ce dernier noyau, mais il ne paraît pas en être ainsi dans le *Ceratozamia mexicana*.

Il devait en être ainsi chez les Cycadacées : c'est ce que montrèrent les premières observations d'Ikeno sur le pollen du *Cycas revoluta* et ensuite celles de Webber sur celui du *Zamia integrifolia*.

§ 2. — Anthérozoïdes des Cycadacées.

Hofmeister (9), depuis bien longtemps, avait avancé que l'on devait trouver des anthérozoïdes chez les Gymnospermes. C'était aussi l'opinion de Pringsheim. Vers la fin de 1896, les vues de ces éminents botanistes se trouvaient vérifiées, Hirase et Ikeno (10) constatant que le tube pollinique du *Ginkgo biloba* et celui du *Cycas revoluta* sont le siège de la formation d'anthérozoïdes. Ceux-ci étaient beaucoup plus grands que les éléments similaires des Cryptogames décrits jusqu'alors. De 82 μ de longueur sur 49 μ de largeur dans le *Ginkgo*, ils sont plus grands encore dans le *Cycas* (11). Le corps ovalaire forme à sa partie antérieure trois tours de spire ciliés et se termine postérieurement par une sorte de queue pointue.

Peu de temps après, en juin 1897, Webber (12) constatait la présence d'anthérozoïdes chez le *Zamia integrifolia*. Dans une première note il décrit le tube pollinique et la division de la cellule génératrice (Fig. XVI, 1, 2), qui donne naissance à deux anthérozoïdes (*). L'auteur signale de plus la présence, dans la cellule génératrice, de corps qui ont l'apparence de centrosomes et qu'il nomme corps centrosomiens (*centrosome-like bodies*).

Au mois de juillet suivant, Webber (13), dans son exposé du développement des anthérozoïdes, reconnaît que la bande ciliée qui vient s'enrouler en spirale autour de l'anthérozoïde (Fig. XVI, 3, 4, 5, 6), pour constituer l'appareil moteur, provient de la transformation des corps centrosomiens. Dans une note ultérieure, le même auteur (14) propose d'appeler « *blépharoplaste* » ce corps, origine de l'appareil ciliaire, qu'Ikeno (15) rencontre bientôt après

(*) Le mode de formation des deux anthérozoïdes est analogue à celui que nous rencontrerons dans le *Ginkgo*, et nous le décrirons à propos de cette plante.

dans les anthérozoïdes du *Cycas revoluta*, et sur lequel il ne tarde pas à donner de nouveaux détails (16). D'après ce savant botaniste japonais, les centrosomes situés à une distance relativement grande

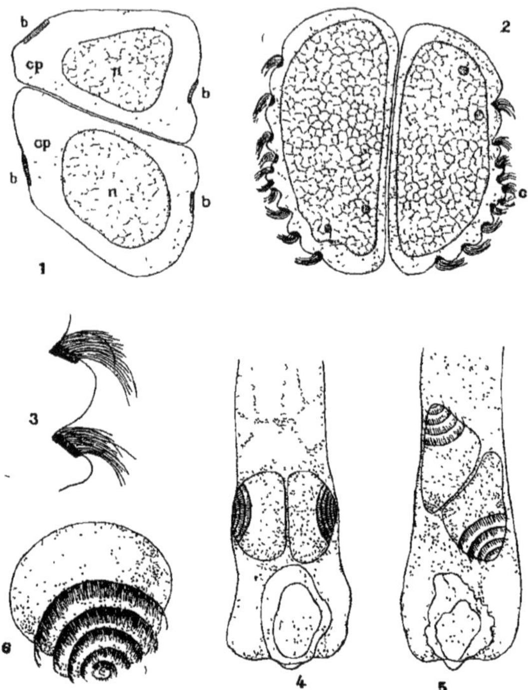

FIG. XVI. — *Zamia integrifolia* (d'après H.-J. WEBBER).

1. Jeunes anthérozoïdes formés par la division de la cellule génératrice, montrant, en section transversale, la bande spiralée formant un tour : *n*, noyau ; *cp*, cytoplasme ; *b*, bande spiralée. *Gr.* : 200.
2. Section transversale d'anthérozoïdes presque mûrs : *c*, cils. *Gr.* : 200.
3. Section transversale de la bande spiralée montrant le point d'attache des cils. *Gr.* : 900.
4-5. Anthérozoïdes, un peu avant complète maturité, à l'intérieur de tubes polliniques placés dans une solution de sucre à 10 p. 100. *Gr.* : 100.
6. Anthérozoïde mûr. *Gr.* : 90.

du noyau sont le centre d'une irradiation très nette. A l'anaphase la radiation disparaît et le centrosome homogène se transforme en un amas de granulations, qui peu à peu s'allonge en ruban. Ce ruban s'étend et vient se mettre en relation avec un prolongement du noyau qui s'enroule en spirale. Ikeno incline à croire que les cils qui partent des granulations formant ce ruban ne sont autre chose que les éléments de la radiation centrosomienne dont il a été question plus haut. D'ailleurs cet état granulaire du substratum de la bandelette ciliée n'est que passager et bientôt toutes les granulations basilaires confluent en une lame continue, toujours garnie de cils et qui suit le développement en spiral du prolongement du noyau formant sur sa face externe un revêtement ininterrompu. Cette spire ciliée fait ainsi près de cinq fois le tour du noyau. Son enroulement, vu du sommet, se fait de droite à gauche. D'abord plongés à l'intérieur du protoplasma, les cils arrivent à l'extérieur refoulés par la croissance du noyau. Le protoplasma faisant fortement saillie entre les divers tours de spire, la bande ciliée paraît occuper le fond d'une gouttière. L'anthérozoïde complètement développé, que l'auteur n'a pu voir sur le vivant, est pourvu d'une queue d'origine cytoplasmique. D'après des mesures prises sur des coupes, Ikeno estime les dimensions des anthérozoïdes de Cycas à 160 μ de longueur sur 70 μ de largeur, la queue seule à 80 μ. Ces anthérozoïdes sont donc notablement plus petits que ceux de Zamia étudiés par Webber et qui ont 258-332 μ (Fig. XVI, 6).

Comme suite à ses premières recherches (17) sur les anthères du *Stangeria paradoxa*, Lang (18), en 1900, signale dans cette plante la présence d'anthérozoïdes, mais leur développement n'a pas été suivi comme chez les autres Cycadacées.

En 1901, paraît enfin un nouveau travail de Webber (19) sur les anthérozoïdes et la fécondation des *Zamia floridana* et *Zamia pumila*, qui vient compléter et confirmer les connaissances déjà acquises sur les organes reproducteurs mâles des Cycadacées.

Nature du blépharoplaste. — Le corps spécial désigné par Webber sous le nom de « *blépharoplaste* », occupant dans la cellule-mère la situation d'un centrosome, et d'où provient la bande ciliée spiralée des anthérozoïdes, est-il véritablement un centrosome ? Les auteurs sont loin d'être d'accord sur ce point.

Ikeno [(15) p. 17] voit dans les corps centrosomiens des Cycadacées et du Ginkgo de véritables centrosomes. C'est également l'opinion d'Hirase (10 *bis*), mais avec quelques réserves. « Les sphères attractives, dit-il, que nous venons de décrire, sont différentes de celles signalées jusqu'à ce jour par plusieurs savants, en premier lieu, en ce qu'elles sont toujours à une certaine distance des pôles du fuseau et, en second lieu, en ce qu'au cours de la caryokinèse elles ne se divisent pas en deux sphères-filles. » GUIGNARD [(20) p. 161] soutient la même thèse et considère les recherches sur le *Zamia* comme démontrant l'existence de centrosomes. « Quand bien même, dit-il, les observations plus anciennes sur la présence de sphères attractives et de centrosomes dans les différents Cormophytes seraient regardées comme inexactes, on ne peut douter que les corps récemment décrits et figurés par WEBBER soient des centrosomes. » BELAJEFF [(21) p. 202], dans ses récentes recherches sur le *Marsilia*, conclut également que le blépharoplaste, par sa position et sa relation avec le fuseau achromatique, doit être considéré comme centrosome. C'est aussi l'opinion de CHAMBERLAIN et de WILSON.

WEBBER et STRASBURGER, au contraire, persistent à voir dans le blépharoplaste un noyau *sui generis*. IKENO (22) n'en conclut pas moins cependant, de ses récentes recherches sur la formation des anthérozoïdes chez les Hépatiques, que chez le *Marchantia polymorpha* les soi-disant blépharoplastes dérivent des centrosomes et, par analogie, que les blépharoplastes des Cryptogames vasculaires et Gymnospermes zoïdiogames sont parfaitement bien des centrosomes.

CHAPITRE II

GAMÈTE FEMELLE

Origine du sac embryonnaire.
Formation de l'endosperme et des corpuscules.

Les premiers travaux précieux pour la connaissance de l'ovule des Cycadacées et de son développement, sont dus à Warming. En 1877, cet auteur (23) observe dans les ovules de *Ceratozamia* et de *Cycas* la formation de cellules spéciales dont une, au centre du groupe, doit, suivant lui, donner le sac embryonnaire (*). Il constate, en outre, la formation d'une chambre pollinique, par suite de la résorption des cellules dans la partie supérieure libre du nucelle, et aussi la formation de cellules d'endosperme à l'intérieur du sac embryonnaire. « Les archégones (**), dit-il, n'ont jamais plus de deux cellules de col, et il se forme une cellule de canal [(23) p. 4]. » Deux ans après, Warming (24) renonçait à cette manière de voir concernant cette dernière cellule.

En 1881, Treub (25) reprend l'étude du développement de l'ovule et du sac embryonnaire chez les Cycadacées, en choisissant comme exemple le *Ceratozamia longifolia*.

Lorsque le nucelle est complètement différencié, l'auteur observe un groupe central de grandes cellules dites *cellules primordiales*,

(*) Nous verrons que Warming se trompe quant à l'origine du sac embryonnaire. La cellule primordiale, qui devient la cellule-mère du sac, se divise d'abord en trois, et c'est la cellule inférieure qui donne le sac embryonnaire.

(**) Le développement de ces archégones, assimilables aux archégones des Cryptogames vasculaires, sera étudié à propos des Conifères.

au milieu duquel, déjà à cette époque, on découvre souvent une seule cellule plus grande que les autres (Fig. XVII, 1). « Cette cellule, dit Treub [(25) p. 44], n'est autre que la *cellule-mère du sac embryonnaire* (Fig. XVII, 2) (*). Elle se cloisonne dans la suite en trois (Fig. XVII, 3), et c'est la cellule inférieure de la rangée qui devient sac embryonnaire. Les deux autres cellules sont refoulées et finissent par disparaître. Les cellules primordiales voisines du sac embryonnaire sont repoussées à mesure qu'il s'accroît, et finissent presque toutes par être résorbées. » L'auteur constate, comme Warming, la formation de la chambre pollinique et celle du tissu de l'endosperme à l'intérieur du sac embryonnaire.

En 1884, le savant directeur du Jardin botanique de Buitenzorg expose les résultats de ses nouvelles recherches sur l'endosperme, les archégones et l'embryogénie du *Cycas circinnalis*. « Bien que les cellules du col se soient déjà différenciées, il ne me paraît pas douteux, dit-il [(26) p. 3], que l'archégone en entier ait tiré son origine d'une seule cellule périphérique de l'endosperme, comme chez les autres Gymnospermes. En ce qui concerne le *Cycas circinnalis*, il ne me reste pas les moindres doutes, ajoute-t-il. Il n'y a jamais de cellule de canal. »

Treub ne dit rien de la fécondation elle-même. Lorsque le noyau est fécondé, il constate simplement la formation du proembryon et suit dans la plante tous les stades de l'embryogénèse.

La même année, Strasburger [(27) p. 94] généralisant les observations de ses devanciers, émettait cette opinion que la cellule de canal doit faire défaut chez les Cycadacées en général.

Quelques années plus tard, Ikeno (28) réussit à trouver non seulement la cellule de canal déjà formée, mais encore la figure caryokinétique pendant sa formation. Il estime que l'existence de cette cellule est un phénomène commun aux Cycadacées en général. C'est ce que prouvèrent les recherches ultérieures du même auteur et celles de Webber, en même temps qu'elles confirmaient les précédentes sur le développement des archégones.

Le travail plus récent de Lang (18) montre que le développement

(*) L'auteur fait remarquer que, même avant la naissance du sac embryonnaire, quelques cellules primordiales se résorbent, tout comme cela a été décrit plus haut pour les cellules-mères primordiales du pollen.

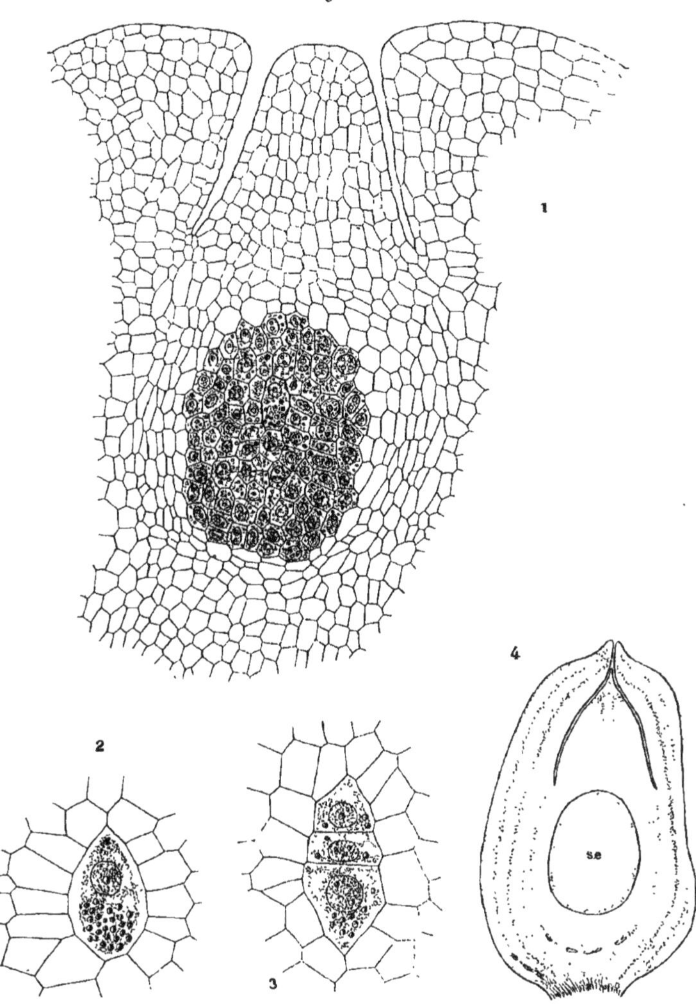

Fig. XVII. — *Ceratozamia longifolia* (d'après Treub).

1. Coupe longitudinale médiane d'un jeune ovule. Le protoplasme et les noyaux sont indiqués dans le groupe des cellules primordiales. Au milieu de ce groupe on voit la cellule-mère du sac embryonnaire. *Gr.* : 190.
2. Cellule-mère du sac embryonnaire entourée de cellules primordiales. *Gr.* : 400.
3. Cellule-mère du sac embryonnaire segmentée en trois cellules-filles. *Gr.* : 400.
4. Coupe médiane longitudinale d'un ovule : *se*, sac embryonnaire. *Gr.* : 14.

du sac embryonnaire est le même chez le *Stangeria paradoxa* que chez les autres Cycadacées.

Nous avons vu, dans l'étude du gamète mâle, que Guignard (6) avait observé dans les cellules-mères polliniques du *Ceratozamia mexicana* 8 chromosomes seulement, alors qu'il en existe 16 dans les noyaux végétatifs de cette espèce. Comme on pouvait s'y attendre, semblable réduction chromatique devait se rencontrer dans les noyaux sexuels du gamète femelle. C'est en effet ce qu'a constaté Overton (29) dans les noyaux de l'endosperme du *Ceratozamia mexicana*, où les noyaux ne sont jamais pourvus que de 8 chromosomes. Il est probable, fait observer l'auteur, que la réduction chromatique s'est effectuée durant la formation du sac embryonnaire et qu'elle persiste dans l'endosperme qui doit renfermer l'oosphère.

CHAPITRE III

FÉCONDATION

Warming, puis Treub, avaient plutôt constaté les effets de la fécondation qu'ils n'avaient véritablement observé ce phénomène. Aussi semble-t il que la fécondation n'ait été bien connue chez les Cycadacées qu'au moment de la découverte des anthérozoïdes.

Lorsque les grains de pollen sont parvenus à l'intérieur de la chambre pollinique, la marche des phénomènes préparatoires à la fécondation est des plus intéressantes. Si nous la considérons avec Webber (14) dans le *Zamia integrifolia*, nous voyons que le tube pollinique issu de la grande cellule du grain de pollen enfonce d'abord son sommet dans le nucelle, puis dévie latéralement, s'accroît dans l'épaisseur du flanc du nucelle en s'éloignant des archégones et, enfin, cesse de s'allonger. La base du tube (*) fortement élargie, dans laquelle se sont développés les deux anthérozoïdes, s'incurve vers le bas et descend verticalement jusqu'à venir au contact de la rosette d'un archégone, contact rendu possible par le fait de la destruction des cellules du nucelle en cette région. Mis en liberté par suite de la rupture de la partie basale du tube pollinique, les anthérozoïdes, après avoir nagé quelque temps dans le liquide qui surmonte l'endosperme, pénétreront dans l'oosphère par le canal du col.

Pendant ce temps, l'archégone augmente simplement de volume, et ce n'est que peu de temps avant la fécondation que son noyau se divise pour donner en haut la cellule du canal. Le noyau inférieur, qui est celui de l'oosphère, prend une position quelconque au-dessous, vers le milieu du sac. Plusieurs anthérozoïdes passent

(*) Il y a lieu de remarquer ici que ce n'est plus le sommet du tube pollinique qui s'établit en contact avec l'endosperme, comme chez les Angiospermes et ainsi que nous l'observerons chez les Conifères, mais sa base.

généralement dans chaque archégone : on en trouve quelquefois deux à trois dont un seul, il est vrai, est utilisé dans la fécondation. Mais, ainsi que le fait observer Webber, cet anthérozoïde subit à ce moment un remarquable changement. Lorsqu'il pénètre en effet dans l'archégone, il se débarrasse de sa couche protoplasmique et de sa bande ciliée (Fig. XVIII,1,2), et son noyau seul se dirige vers celui de l'oosphère pour se fusionner avec lui.

Après la fécondation, le noyau mâle apparaît comme un petit corps presque rond dans la portion supérieure du noyau de l'oosphère auquel il est accolé (Fig. XVIII, 3). Le contenu du noyau mâle est, à ce stade, beaucoup plus dense que celui de l'oosphère.

La bande ciliée a été retrouvée dans plusieurs archégones, alors que déjà se sont formés un certain nombre de noyaux par suite de la division de l'œuf. Mais on peut dire qu'elle disparaît dès qu'elle a achevé le rôle qui lui paraissait dévolu, à savoir d'aider au transport du noyau mâle, depuis le pollen jusqu'à l'archégone.

Dans le *Cycas revoluta* Ikeno [(16) p. 583 et suiv.] a pu suivre aussi les diverses phases de la fécondation. Dès que l'anthérozoïde a pénétré dans l'oosphère, alors même qu'il est encore loin du noyau, on voit celui-ci se creuser à sa partie supérieure en une sorte de coupe destinée à recevoir l'élément mâle. A son entrée dans l'oosphère, le corps fécondateur a abandonné la majeure partie de son cytoplasme et sa couronne ciliée, qui ne tardent pas à se désorganiser dans le protoplasme périphérique. Cependant il pénètre encore dans la profondeur, jusqu'au voisinage du noyau femelle, une certaine quantité de trophoplasma, qui se sépare du noyau mâle avant la fusion nucléaire sous la forme d'un amas de substance plus fortement colorable que le reste du protoplasme. Quand le noyau mâle a atteint le noyau femelle, il entre dans la dépression dont nous venons de mentionner l'existence et à laquelle l'auteur donne le nom de « *cavité réceptrice* ». Il envoie alors à l'intérieur du noyau femelle de gros prolongements pseudopodiques et, peu à peu, s'insinue dans la substance de ce noyau où il disparaît, sans que cette disparition soit marquée par une notable augmentation du volume de la masse nucléaire.

Ce mode si particulier de fusion des noyaux n'avait pas encore été rencontré jusqu'alors chez les végétaux.

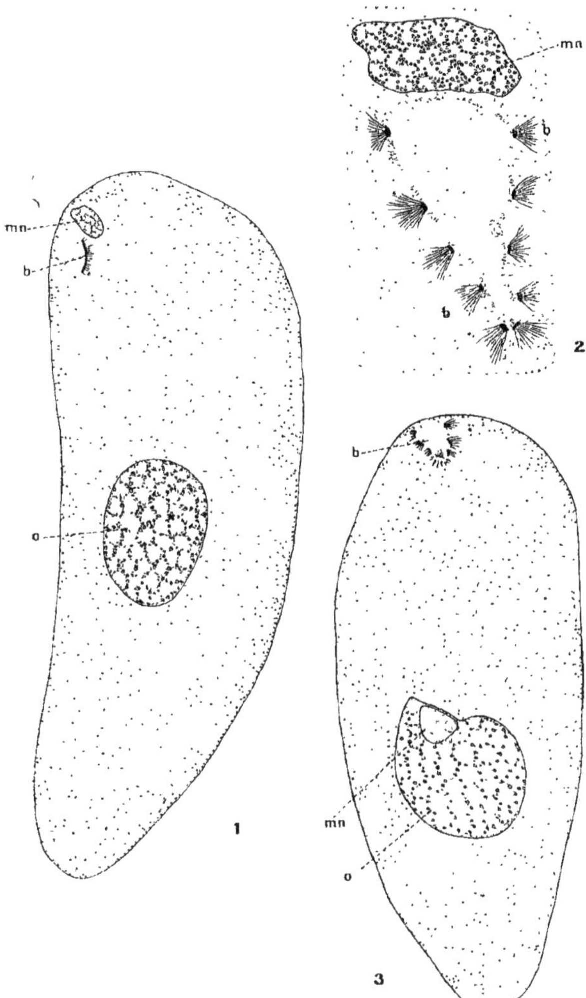

Fig. XVIII. — *Zamia integrifolia* (d'après H.-J. Webber).

1. Archégone immédiatement avant la fécondation par le noyau de l'anthérozoïde séparé de la bande ciliée et de la couche cytoplasmique qui restent dans le protoplasme, au sommet de l'archégone : *o*, noyau de l'oosphère ; *mn*, noyau mâle ; *b*, portion de la bande ciliée. *Gr.* : 30.
2. Portion plus grossie du stade précédent : *mn*, noyau mâle séparé de la bande ciliée *b*. *Gr.* : 100.
3. Archégone immédiatement après la fécondation. Le noyau mâle, *mn*, a pénétré dans la portion supérieure du noyau de l'oosphère *o* *b*, bande ciliée. *Gr.* : 30.

Le noyau proembryonnaire résultant de la fécondation se divise et le fuseau de la première division n'est pas dans l'axe de l'archégone, mais notablement oblique par rapport à celui-ci. Il n'y a pas de centrosome, ni dans cette division, ni dans les divisions ultérieures.

Dans ses plus récentes recherches sur les *Zamia floridana* et *Zamia pumila*, Webber (19) constate également que la bande ciliée de l'anthérozoïde reste dans la partie supérieure de l'archégone et que le noyau seul se fusionne avec le noyau de l'oosphère. La cavité réceptrice signalée par Ikeno dans le *Cycas revoluta* existe également dans les *Zamia*.

1. H. Karsten. Organographische Betrachtung der *Zamia muricata* Willd. (*Abhandl. d. K. Akad. d. Wiss. zu Berlin*, 1856, p. 193-219, pl. 1-3, in-4°.)

2. L. Juranyi. Ueber den Bau und Entwickelung des Pollens bei *Cerato zamia longifolia* Miq. (*Jahr. wiss. Bot.*, VIII, 382-400, 3 pl., 1872).

3. E. Warming. Contributions à l'histoire naturelle des Cycadées (résumé français). Copenhague, 1872.

4. M. Treub. Recherches sur les Cycadées (*Ann. Jard. bot. Buitenzorg*, II, 1re part., 32-53, 7 pl., 1881).

5. L. Juranyi. Beobacht. über Kerntheilung (*Sitzungsber. der ungarischen Acad. d. Wiss.*, p. 70, 1882).

6. L. Guignard. Observations sur le pollen des Cycadées (*Journ. de Bot.*, III, 222-237, pl. 5, juillet 1889).

7. W. C. Belajeff. Zur Lehre von dem Pollenschlauche der Gymnospermen (*Ber. d. d. Bot. Ges.*, IX, 280-286, pl. 18, 1891).

8. Strasburger. Ueber das Verhalten des Pollens und die Befruchtungsvorgänge bei den Gymnospermen (*Hist. Beit.*, IV, 1-46, pl. 1-2, 50 fig., Iéna, 1892).

9. Hofmeister. Vergleichende Untersuchungen, p. 140, 1851.

10. S. Ikeno et S. Hirase. Spermatozoids in Gymnosperms (*Ann. of Bot.*, XI, 344-345, 1897).

10 *bis*. S. Hirase. Untersuchungen über das Verhalten des Pollens von *Ginkgo biloba* (*Bot. Centralbl.*, LXIX, 33-35, janvier 1897).

11. S. Ikeno. The spermatozoid of *Cycas revoluta* (*Bot. Magaz.*, X, 287, Tokio 20 septembre 1896).

12. H. J. Webber. Peculiar structures occurring in the pollen tube of *Zamia* (*Bot. Gazette*, XXIII, 453-459, pl. 11, juin 1897).

13. H. J. Webber. The development of the antherozoids of *Zamia* (*Bot. Gazette*, XXIV, 16-22, 5 fig., juillet 1897).

14. H. J. Webber. Notes on the fecundation of *Zamia* and the pollen-tube apparatus of *Ginkgo* (*Bot. Gazette*, XXIV, 225-235, pl. 10, octobre 1897).

15. S. Ikeno. Zur Kenntniss des sog. « centrosomähnlichen » Körpers im Pollenschlauch der Cycadeen (*Flora*, LXXXV, 15-18, 17 janvier 1898).

16. S. Ikeno. Untersuchungen über die Entwickelung der Geschlechtsorgane und den Vorgang der Befruchtung bei *Cycas revoluta* (*Jahrb. Wiss. Bot.*, XXXII, 557-60 2, pl. 8-10, 1898).

17. W. H. LANG. Studies in the development and morphology of Cycadean sporangia : I. The microsporangia of *Stangeria paradoxa* (*Ann. of Bot.*, XI, 421-438, pl. 22, 1897).

18. W. H. LANG. Studies in the development and morphology of Cycadean sporangia : II. The ovule of *Stangeria paradoxa* (*Ann. of Bot.*, XIV, 281-306, pl. 17-18, 1900).

19. H. J. WEBBER. Spermatogenesis and fecundation of *Zamia* (U. S. Department of Agriculture, Bureau of plant industry. *Bulletin* n° 2, 92 p., 7 pl., Washington, 28 décembre 1901).

20. L. GUIGNARD. Centrosomes in plants (*Bot. Gazette*, XXV, 158-164, 1898).

21. W. BELAJEFF. Ueber die Centrosome in den spermatogenen Zellen (*Ber. d. d. Bot. Ges.*, XVIII, 199-205, 1899).

22. S. IKENO. Die Spermatogenese von *Marchantia polymorpha* (*Beihefte Bot. Centralbl.*, Bd. XV, 65-88, pl. 3, 1903).

23. E. WARMING. Undersogelser og Betragtninger over *Cycadeerne* (avec un résumé en français). (*Oversigter over d. K. D. Vidensk. Selsk. Forh.*, Copenhague, 1877).

24. E. WARMING. Bidrag til Cycadeernees Naturhistorie (*Oversigter over d. K. D. Vidensk. Selsk. Forh.*, p. 82, 1879).

25. M. TREUB. Recherches sur les Cycadées (*Ann. Jard. bot. Buitenzorg*, II, 32-53, pl. 7, 1881).

26. M. TREUB. Recherches sur les Cycadées (*Ann. Jard. bot. de Buitenzorg*, IV, 1-11, 2 pl., 1884).

27. STRASBURGER. Neue Untersuchungen über den Befruchtungsvorgang bei den Phanerogamen. Iéna, 1884.

28. S. IKENO. Note préliminaire sur la formation de la cellule de canal chez le *Cycas revoluta* (*Bot. Magazine*, X, n° 115, 61-63, pl. 5, Tokio, 1896).

29. OVERTON. Ueber die Reduction der Chromosomen in den Kernen der Pflanzen (*Vierteljahrsch rift d. Naturf. Ges. in Zürich*, XXXVIII, 169-186, 1893)

B. — CONIFÈRES

CHAPITRE PREMIER

GAMÈTE MALE

§ 1. — Développement du pollen et des noyaux générateurs.

L'origine du pollen est la même chez les Conifères (et cela est également vrai des autres Gymnospermes) que chez les Angiospermes. Les cellules-mères définitives donnent encore ici naissance à quatre grains de pollen, et, dès la première division du noyau de la cellule-mère, on constate également la réduction chromatique si caractéristique des noyaux sexuels. Il ne nous semble donc pas nécessaire de revenir sur cette question.

On sait depuis longtemps, d'après les travaux de Schacht (1) et ensuite ceux de Strasburger (2), que le grain de pollen subit, comme dans les Angiospermes, une subdivision inégale, mais qui se produit à une époque variable. De plus, le nombre des cellules qui en résulte peut également être différent.

Parfois la division s'est effectuée, comme chez les Angiospermes, avant la mise en liberté du grain de pollen ; ailleurs, elle ne se produit qu'au moment de la germination du grain sur le nucelle.

Le nombre des petites cellules formées varie généralement de un à trois ; lorsqu'elles sont multiples, ces cellules se forment successivement aux dépens de la grande cellule du grain, qui passe ensuite à l'état de repos (*).

(*) On sait aujourd'hui, par les recherches de Belajeff (35) et de Strasburger (41), que, parmi les petites cellules formées, c'est la dernière qui fournira les gamètes mâles, la grande cellule, comme chez les Angiospermes, n'ayant d'autre rôle que celui de former le tube pollinique.

La dernière cellule, dont la division ultérieure donne une cellule génératrice (cellule-mère d'anthérozoïdes des Cryptogames) et une cellule stérile qui la supporte, représentera, avant sa division, une cellule mère d'anthéridie. Nous l'appellerons, avec STRASBURGER, « *cellule anthéridiale* ». Après la division, l'anthéridie se compose d'une cellule basilaire stérile (*cellule pédicelle*) et d'une cellule apicale qui forme seule le corps de l'anthéridie et constitue la *cellule génératrice* (Fig. XIX, *cp*, *cG*).

Ces préliminaires étant exposés, voyons, avec quelques exemples

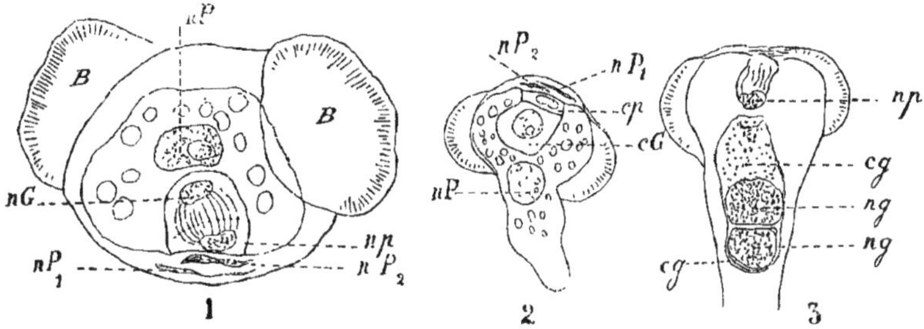

FIG. XIX. — *Picea vulgaris* Lk. Grain de pollen (d'après les dessins de STRASBURGER).

1. Grain de pollen pendant la division de la cellule anthéridiale ; *nG*, noyau générateur, et *np*, noyau de la cellule pédicelle, issus de cette division ; *nP*, noyau de la grande cellule du grain ; nP_1, nP_2, résidus nucléaires des premières divisions du grain de pollen ; *B*, ampoules latérales formées aux dépens de l'exine. *Gr.* : 400.
2. Début de la germination du grain ; mêmes lettres que ci-dessus ; la cellule pédicelle *cp* et la cellule génératrice *cG* sont nettement distinctes et proéminent à l'intérieur de la grande cellule du grain. *Gr.* : 180.
3. « Id. » Phase plus avancée ; la cellule pédicelle s'est rompue, mettant en liberté la cellule génératrice, qui, d'autre part, s'est divisée en deux cellules-filles *cg*, *cg*, dont les noyaux *ng*, *ng* sont très développés ; *np*, noyau de la cellule pédicelle prêt à immigrer dans le tube.

à l'appui, les diverses modifications qui peuvent s'accomplir à l'intérieur du grain de pollen.

Dans un premier cas, qui est le plus simple (ex. *Taxus baccata*, Fig. XXVII), le grain de pollen, d'après BELAJEFF (3) se divise en deux cellules inégales : la plus petite constitue la cellule anthéridiale *cA* ; la plus grande, *C*, avec son noyau *nP*, est destinée à s'allonger pour former le boyau pollinique.

STRASBURGER (4) dans les genres *Biota*, *Cupressus*, *Juniperus*,

Belajeff (3) dans les *Juniperus*, Land (6) dans les *Thuia occidentalis*, *Cupressus Benthamiana*, *Biota orientalis*, et Coker (7) dans le *Taxodium* ont signalé une semblable structure du grain de pollen.

Dans le *Taxus*, la cloison qui isole la cellule anthéridiale ne prend naissance que sur le nucelle. Il en est de même chez les *Cupressus* et *Juniperus*. Chez les *Thuia*, *Biota*, *Chamæcyparis*, la cellule anthéridiale se trouve au contraire formée dès le sac pollinique.

Chez les Abiétinées, le grain de pollen donne dans l'anthère plusieurs segments désignés sous le nom de « *cellules prothalliennes* », et dont les premiers se résorbent de bonne heure. Pour ne citer qu'un exemple, disons que Strasburger (4) en a indiqué deux dans les *Larix europæa*, *Ginkgo biloba*, *Pinus sylvestris*, *Picea vulgaris*. Le même nombre a été retrouvé dans le *Picea vulgaris* par Belajeff (5) et Miyake (8). Coulter et Chamberlain (9) dans le *Pinus Laricio*, Coker (10) dans le *Podocarpus*, ont fait les mêmes constatations.

Dans ces divers genres, le dernier segment formé, le troisième par conséquent, et le plus interne, constitue la cellule anthéridiale.

Dans tous les cas, quel que soit le groupe auquel appartient le genre considéré, la cellule anthéridiale, comme nous l'avons dit plus haut, se divise en une cellule basale, stérile, qui est la *cellule pédicelle*, et une cellule apicale, qui est la *cellule génératrice* (Fig. XIX, 2).

Chez les Pins, le tube pollinique se forme immédiatement après l'anthère, mais bientôt cette croissance s'arrête, et ce n'est qu'au printemps de l'année suivante que la cellule anthéridiale donne la cellule pédicelle et la cellule génératrice. Chez les *Picea*, il en est de même, si ce n'est que les formations anthéridiales sont plus rapides, la fécondation suivant, dans la même année, la pollinisation.

Nous reviendrons, en traitant de la fécondation, sur les phénomènes qui s'accomplissent à l'intérieur du tube pollinique, mais terminons-en, dès maintenant, avec les modifications que doit encore subir tôt ou tard la cellule génératrice issue de la division de la cellule anthéridiale.

La cellule génératrice ne donne d'ordinaire que deux cellules-

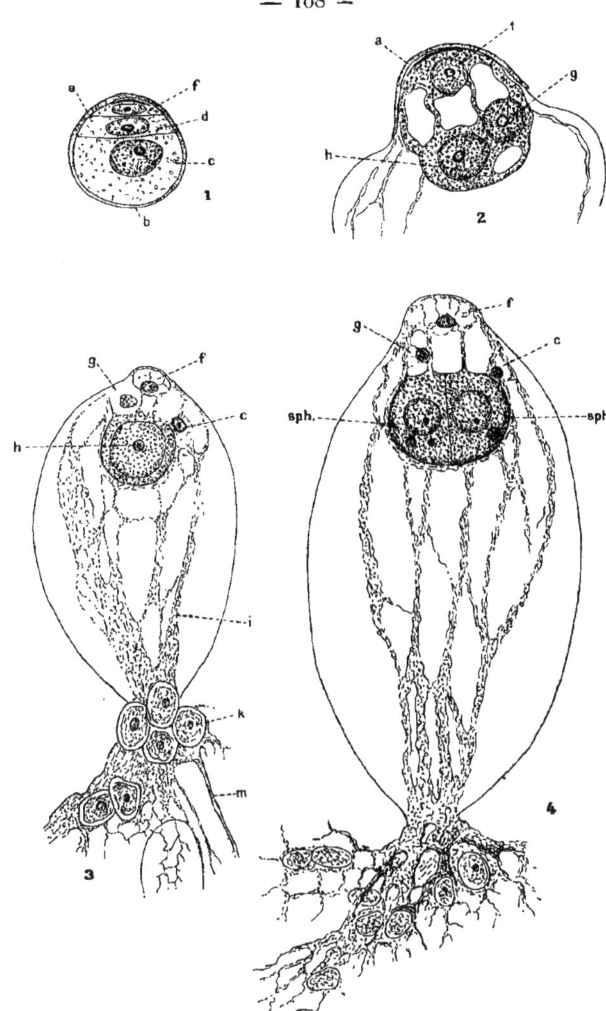

Fig. XX. — *Ginkgo biloba* (d'après Hirase).

1. Grain de pollen : *a*, exine cutinisée, formant une simple calotte ; *b*, membrane cellulosique ; *c*, noyau végétatif ; *d*, cellule-mère des anthérozoïdes ; *f*, cellule stérile (une autre est écrasée contre *a*). *Gr.* : 750.

2. Base du tube pollinique. Le noyau de la cellule intérieure se partage en deux noyaux-fils, dont l'un, *g*, est expulsé. *Gr.* : 750.

3. Tube pollinique : *i*, protoplasme contracté ; *c*, son noyau ; *k*, cellules de la paroi de la chambre pollinique, entre lesquelles s'insinuent les crampons (*m*) du tube ; *h*, cellule génératrice. *Gr.* : 180.

4. Tube pollinique : la cellule-mère précédente, *h*, s'est divisée en deux cellules qui formeront les anthérozoïdes ; *sph*, sphère directrice. *Gr.* : 180.

filles (*). De dimensions égales dans les *Thuia occidentatis*, *Pinus Laricio*, *Sequoia sempervirens*, *Cephalotaxus Fortunei*, etc., sensiblement égales dans les *Pinus sylvestris*, *Picea*, *Juniperus* (Fig. XXIX, 5), *Taxodium*, etc., les deux cellules sont inégales dans le *Taxus baccata* (Fig. XXVII, 9) et le *Tsuga Canadensis*.

§ 2. — Anthérozoides du Ginkgo biloba.

Dans les divers cas que nous venons d'examiner, les deux gamètes offrent la forme de cellules ordinaires, arrondies ou ovoïdes, dépourvues de cils locomoteurs et se trouvant entraînées à l'intérieur du tube pollinique par les mouvements cytoplasmiques. Mais dans le *Ginkgo biloba* de nombreux cils vibratiles se constituent sur les gamètes et, ainsi que l'annonçait Hirase (12) en 1896, on se trouve là en présence de deux véritables anthérozoïdes qui atteignent 82 μ de long sur une largeur de 49 μ. Le corps ovalaire forme à sa partie antérieure trois tours de spire ciliés et se termine par une sorte de queue pointue (Fig. XXI, 8, 9).

A l'intérieur de la chambre pollinique, la grande cellule du grain de pollen (Fig. XX, 1, *c*) s'est accrue en un tube qui se fixe au moyen de crampons dans le tissu nucellaire (Fig. XX, 3, *m*). Dans le tube pollinique les anthérozoïdes prennent naissance, d'après Hirase (13), de la façon suivante :

La cellule anthéridiale (Fig. XX, 1, *d*) subdivise une première fois son noyau en direction transversale, c'est-à-dire perpendiculairement à l'axe du tube pollinique. Aussitôt après leur formation, l'un des noyaux devient beaucoup plus gros que l'autre et vient occuper la partie centrale de la cellule-mère en grossissant de plus en plus (Fig. XX, 2, *h*). Au contraire, le plus petit des deux noyaux

(*) Si dans le *Cupressus Goweniana*, étudié récemment par Juel (11), la cellule génératrice donne naissance parfois à une vingtaine de noyaux générateurs, il est bon de faire remarquer que les observations ont été faites sur des spécimens croissant en serre, et par conséquent dans des conditions anormales.

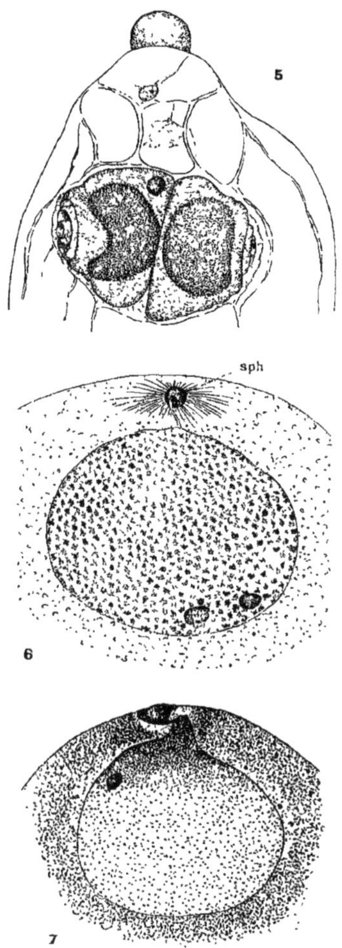

Fig. XX *bis.* — *Ginkgo biloba* (d'après Hirase).

5. Extrémité du tube pollinique : les deux anthérozoïdes sont presque mûrs. *Gr.* : 340.
6. Partie terminale de la cellule qui forme un anthérozoïde. Noyau et sphère joints l'un à l'autre. *Gr.* : 900.
7. Bec nucléaire plus marqué, uni au centrosome. *Gr.* : 900.

(Fig. XX, 2, *g*) quitte la cellule-mère, ou mieux en est refoulé par le plus grand (*).

Jusqu'à la fin de juillet, la cellule génératrice s'accroît de jour en jour et devient peu à peu ellipsoïde. Le noyau, grandissant beaucoup, acquiert une forme sphérique (Fig. XX, 3, *h*). A ce moment on voit apparaître dans cette cellule, suivant son axe longitudinal, deux sphères attractives, qui, par les progrès du développement, s'écartent graduellement du noyau, en même temps que leur radiation devient plus évidente. Puis le noyau s'allonge suivant l'axe du

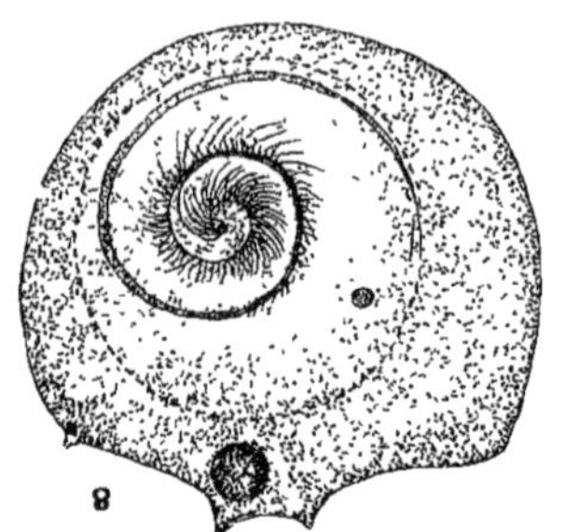

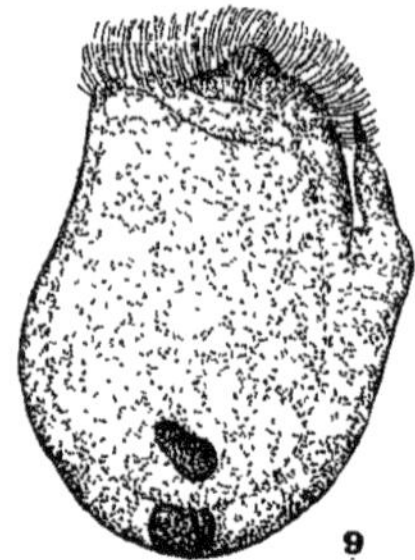

Fig. XXI. — *Ginkgo biloba* (d'après Hirase).

8. Anthérozoïde presque mûr, vu du sommet. Contour du noyau indiqué par une ligne de points. *Gr.* : 520.

9. Anthérozoïde prêt à sortir du tube. Son corps s'est allongé, mais sa queue n'est pas encore formée. Contour du noyau indiqué par la ligne de points. *Gr.* : 520.

tube pollinique et devient lenticulaire, aplati. On voit apparaître alors, entre le noyau et les sphères dont la radiation archoplasmique s'accentue, deux corps sphériques homogènes qui s'accroissent beaucoup et autour desquels de nombreuses granulations s'accumulent (**).

La cellule génératrice subit alors une division caryokinétique. L'axe longitudinal de la figure mitotique coïncide avec la ligne qui joint les deux sphères attractives (Fig. XX, 4, *sph*), mais celles-ci

(*) Le noyau expulsé est, en réalité, le noyau pédicelle, et la cellule-mère persistante est la cellule génératrice.

(**) Les figures correspondant à ces derniers stades n'ont pas été représentées.

n'occupent pas les pôles du fuseau, et leur action sur les phénomènes de la division est très particulière et jusqu'ici inexpliquée.

Lors de la transformation des deux cellules génératrices-filles, qui jusqu'ici ressemblent à celles des Conifères ordinaires, en anthérozoïdes (Fig. XX *bis*, 5), le centrosome envoie dans la direction du noyau un prolongement en forme de bec (Fig. XX *bis*, 6), vers lequel, de son côté, le noyau pousse obliquement une protubérance (Fig. XX *bis*, 7) qui s'allonge, décrivant autour du noyau trois tours de spire constamment doublés sur leur face externe par le prolongement du centrosome. C'est sur cette spirale d'origine centrosomienne que les cils apparaissent. Complètement développé, cet anthérozoïde (Fig. XXI, 8) a à peu près la forme d'une marmite dont la spirale ciliée correspondrait au couvercle. Il est pourvu d'un nucléole et d'une queue (*) d'origine cytoplasmique, d'abord latérale, puis finalement rejetée vers la ligne médiane, et qui paraît prendre naissance au moment où l'anthérozoïde quitte le tube pollinique (fig. XXI, 9) (**).

(*) D'après les observations de Fujii (14) et celles de Miyake (15), la queue n'existerait pas, mais serait le résultat d'une déformation de la cellule, par suite de compression ou de toute autre cause.

(**) Par ce caractère si particulier de l'existence d'anthérozoïdes dans le *Ginkgo*, caractère qui ne se rencontre chez aucune autre Conifère, et auquel s'en ajoutent d'autres de moindre importance, ce genre présente avec les Cycadacées la plus grande ressemblance. S'il n'est plus représenté aujourd'hui que par une seule espèce, le *Ginkgo biloba*, on sait que pendant les périodes secondaire et tertiaire, le genre *Ginkgo* possédait un beaucoup plus grand nombre d'espèces. Aussi mériterait-il de constituer à lui seul une famille à part, celle des *Ginkgoacées*. Plusieurs botanistes, et en particulier Engler (16), se sont rangés à cette manière de voir.

CHAPITRE II

GAMÈTE FEMELLE

§ 1. — Développement du sac embryonnaire.

L'origine du sac embryonnaire offre la plus grande homologie chez les Gymnospermes et les Angiospermes. Ce n'est qu'à partir de la division du noyau primaire du sac embryonnaire que les phénomènes qui précèdent la différenciation du gamète femelle deviennent plus complexes dans le premier groupe.

Hofmeister (17) avait établi que chez les Conifères le sac embryonnaire naît de l'une des cellules du nucelle comprise dans une file centrale de ce dernier. Chez les Abiétinées et les *Juniperus* il n'y aurait d'abord qu'une seule cellule qui se transforme en sac embryonnaire. Dans le nucelle des *Taxus*, au contraire, il se formerait toujours, d'après le même botaniste, plusieurs sacs embryonnaires, parce que plusieurs cellules, superposées en une courte rangée axile, s'agrandissent toutes à la fois, s'isolent et se remplissent de protoplasme; mais, d'ordinaire, une seule de ces grandes cellules continue son développement pour donner finalement le sac embryonnaire.

Les recherches ultérieures de Strasburger (18) sont venues apporter à la question une solution définitive.

Dans le *Taxus baccata*, à l'époque de la pollinisation, le développement du tissu nucellaire est achevé; c'est alors que commencent à devenir distinctes les cellules-mères des sacs embryonnaires Fig. XXII). Ce stade coïncide avec le rétrécissement de l'orifice micropylaire de l'ovule. Quelques cellules, dérivées des cellules sous-épidermiques du mamelon ovulaire primitif, se distinguent de leurs voisines par leur grosseur et par leur contenu plus riche. Comme elles occupent la base du méristème engendré par l'assise sous-épidermique primitive, on peut les considérer comme des segments inférieurs de la première division de cette assise. Elles correspondent aux cellules-mères primordiales de Warming et aux cellules subapicales de Guignard, chez les Angiospermes.

Les files de cellules nucellaires qui les surmontent, dérivant des *cellules apicales*, doivent être considérées comme une *calotte*

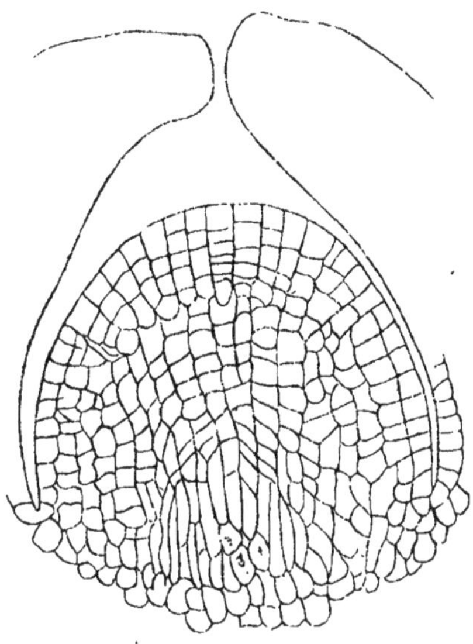

Fig. XXII. — *Taxus baccata*. Développement de l'ovule (d'après Strasburger).

Coupe longitudinale médiane du nucelle pris au stade pendant lequel les cellules-mères primordiales commencent à se différencier. La figure montre trois de ces cellules. Le tissu qui les surmonte immédiatement dérive de l'assise sous-épidermique du mamelon primitif, comme les cellules-mères primordiales elles-mêmes, qui constituent chacune le segment interne de la première division de cette assise. Ce tissu, qui est l'équivalent d'une calotte bien développée, est renforcé extérieurement par une coiffe épaisse qui dérive des divisions de l'épiderme du mamelon. Le contour seul du tégument a été figuré pour montrer le rétrécissement de l'orifice micropylaire. *Gr.* : 230.

qui s'augmente des files voisines que fournissent les autres segments supérieurs de l'assise sous-épidermique primitive.

De ces cellules subapicales, une seule ou, parfois, plusieurs (Fig. XXIII) se divisent en trois segments superposés. Un seul atteint son évolution complète et devient le sac embryonnaire. C'est le segment inférieur qui se différencie de la sorte (Fig. XXIV) en refoulant les cellules-sœurs à la partie supérieure et en détruisant les cellules du nucelle sur sa périphérie (*).

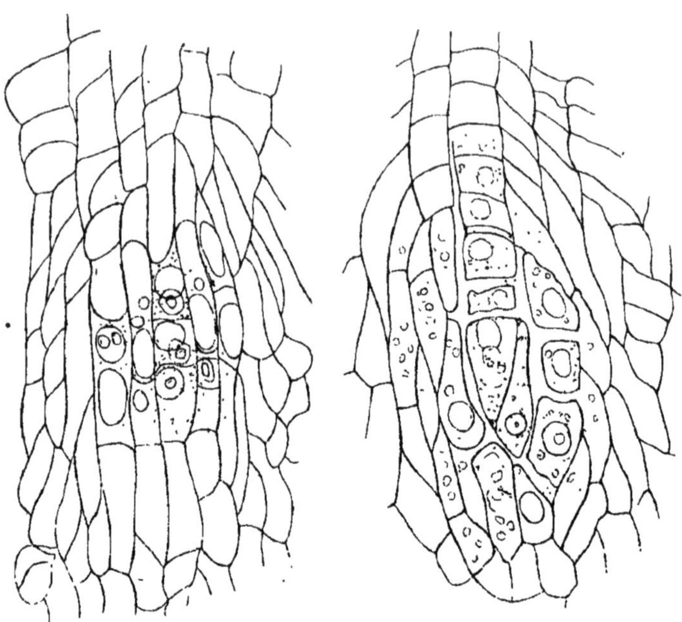

Fig. XXIII. Fig. XXIV.
Taxus baccata. Développement de l'ovule (d'après Strasburger).

Fig. XXIII. — Portion du nucelle comprenant un groupe de cellules-mères primordiales. Une des cellules médianes s'est divisée en 3 cellules superposées. *Gr.* : 400.
Fig. XXIV. — Stade plus avancé. De ce groupe de trois cellules, l'inférieure qui ne subit plus de divisions a grossi : elle devient directement le sac embryonnaire ; les deux cellules supérieures ont déjà subi d'autres bipartitions pour constituer au-dessus du sac une calotte renforcée latéralement par des divisions concomitantes des éléments voisins. *Gr.*: 400.

On retrouve le même mode de développement de l'ovule et du sac chez le *Ginkgo biloba*, le *Podocarpus chinensis*, le *Thuia occiden-*

(*) Ce phénomène est identique à celui que nous avons rencontré chez les Angiospermes. Chez ces dernières également, parmi les Rosacées en particulier, nous avons noté l'existence de nombreuses cellules-mères primordiales du sac embryonnaire.

talis. Cependant, chez le Ginkgo, l'épiderme du nucelle ne se divise pas, tandis que chez le *Podocarpus*, c'est à cette assise qu'est due la majeure partie du tissu nucellaire. La pluralité des cellules-mères

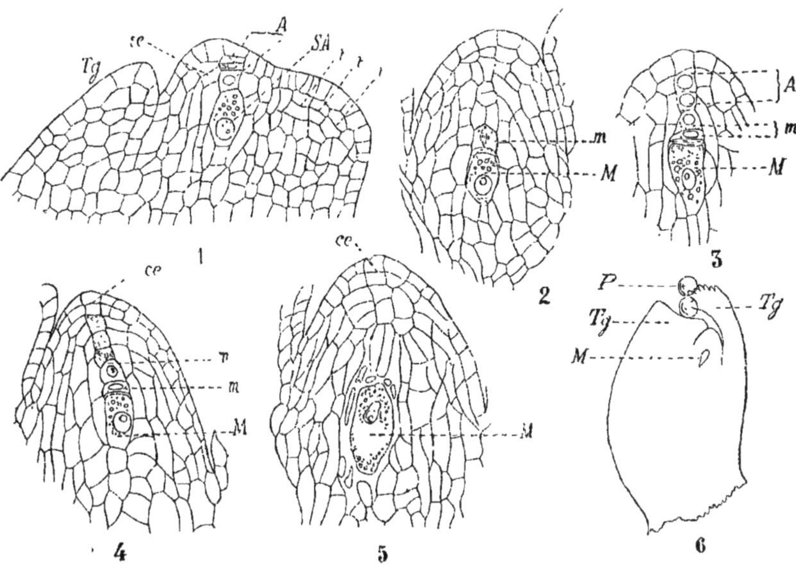

FIG. XXV. — *Larix europæa*. Développement du sac embryonnaire (de 1 à 5. *Gr.* : 180, d'après STRASBURGER).

1. Coupe longitudinale médiane du nucelle : A, cellule apicale divisée en deux segments dont le supérieur s'est lui-même subdivisé pour former une calotte ; *se*, cellule sous-épidermique divisée ; SA, cellule subapicale ou cellule-mère primordiale du sac ; *t*, *t*, *t*, cellules sous-épidermiques divisées pour la formation du tégument ; T*g*, tégument.
2. « Id. » Stade plus avancé ; la cellule subapicale s'est divisée en deux segments M et *m*, séparés par une épaisse membrane ; le segment inférieur M déjà plus développé sera le sac embryonnaire ; le segment-sœur *m* est en voie de division.
3. « Id. » Stade plus avancé. Le segment supérieur est divisé en deux cellules *m*. Le sac embryonnaire M grossit de plus en plus ; A, calotte.
4. « Id. » Même phase environ avec une calotte à trois assises et la division des cellules épidermiques du nucelle *ce*.
5. « Id. » Sac embryonnaire développé après avoir refoulé et disloqué les cellules voisines.
6. Profil peu grossi d'un ovule adulte au moment de la pollinisation : M, sac embryonnaire ; T*g*, tégument ; P, grain de pollen. *Gr.* : 40.

primordiales ne s'observe pas chez le *Thuia occidentalis*. Il en est ordinairement de même chez les Abiétinées, où la cellule subapicale se trouve isolée de bonne heure et située plus profondément par rapport au niveau d'insertion du tégument.

Chez le *Larix europæa*, dès le début de la formation du tégument, à l'automne, une cellule axile sous-épidermique du nucelle se divise en une cellule apicale et une cellule subapicale. Cette dernière se développe beaucoup et se remplit d'amidon; la cellule apicale donne, par une ou deux divisions, une mince calotte (Fig. XXV, 1).

Au printemps, la cellule subapicale (Fig. XXV, 1, SA) se divise et donne un petit segment supérieur, dont elle se sépare par une épaisse cloison (Fig. XXV, 2, M, *m*).

Le segment supérieur se divise à son tour, de sorte qu'il se constitue, comme dans les cas précédemment étudiés, une série de trois cellules-filles superposées, dont l'inférieure devient le sac embryonnaire (Fig. XXV, 3, 4).

Le sac grandit ensuite en refoulant les cellules du nucelle, pendant que la calotte s'accroît et s'augmente, par suite de la division simultanée des cellules voisines. L'épiderme lui-même concourt, comme chez le *Taxus*, à former le tissu supérieur de l'organe (Fig. XXV, 4, 5).

Les phénomènes sont analogues chez les *Pinus sylvestris* et *P. Pumilio.* Cependant, la formation de la calotte composite, qui constitue presque tout le tissu du nucelle adulte, est plus précoce. Elle résulte toujours du jeu d'un méristème qui comprend la cellule apicale et les cellules voisines de même ordre (Fig. XXVI). Cette différenciation du nucelle et du sac n'est complète qu'à la fin de l'année. Au printemps suivant le sac se remplit d'un abondant endosperme (*).

§ 2. — Formation de l'endosperme et des corpuscules.

On voit par ce qui précède qu'il existe une homologie parfaite entre le nucelle des Conifères et celui des Angiospermes. Le déve-

(*) La formation d'un seul sac embryonnaire à l'intérieur du nucelle est le cas général, cependant Hofmeister (17) en a signalé deux dans le *Taxus baccata* et le *Pinus sylvestris.* Shaw (19) et Arnoldi (20) ont trouvé que c'était la règle dans le *Sequoia* de développer un certain nombre de sacs embryonnaires. Arnoldi (21) en représente cinq dans le *Cunninghamia* et Coker (7) en a trouvé deux dans le *Taxodium.*

loppement plus considérable de cet organe chez les Conifères paraît pouvoir s'expliquer par le rôle récepteur que joue le nucelle vis-à-vis du grain de pollen tout entier.

Mais, dès maintenant, cette homologie va paraître cesser. Dans les Angiospermes, en effet, nous avons vu qu'après la formation de huit noyaux à l'intérieur du sac embryonnaire, la division s'arrête et que l'un d'eux s'organise en oosphère. Chez les Gymnospermes, la division va se poursuivre plus loin et, ainsi que cela a lieu chez

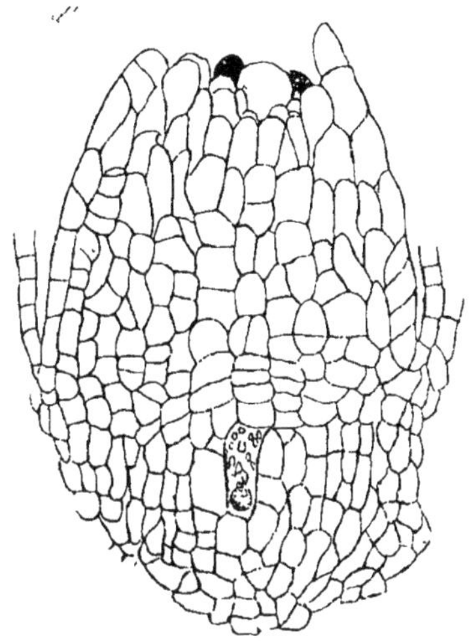

FIG. XXVI. — *Pinus Pumilio* (d'après STRASBURGER).

Coupe longitudinale d'un ovule au moment de la pollinisation. Les cellules du sommet du nucelle sont dissociées et forment une chambre pollinique. Un grain de pollen à ampoules y est déposé. Les cellules de la calotte du sac embryonnaire ainsi que les cellules latérales voisines se cloisonnent et forment un méristème qui tend à localiser le sac dans le funicule ovulaire.

les Cycadacées, l'oosphère ne se différencie qu'à la suite de phénomènes morphologiques beaucoup plus complexes. L'homologie toutefois pourra être démontrée, mais pour cela il est nécessaire de passer en revue tout d'abord la série de ces phénomènes.

Chez les Conifères, le noyau primaire du sac subit toute une suite de divisions, après quoi les noyaux formés se disposent, libres, en une double rangée à la périphérie du sac. Bientôt des cloisons cellulosiques apparaissent entre les noyaux et, désormais, se forme un tissu qui finit par remplir complètement toute la cavité du sac. Pendant ce temps, ce dernier s'accroît et se substitue à une partie du nucelle, dont les cellules disloquées se résorbent et semblent contribuer au développement de l'intérieur du sac. Nous savons déjà qu'on donne le nom d' « *endosperme* » à ce nouveau tissu, riche en matières nutritives (*).

Certaines des cellules périphériques de l'endosperme, situées à son extrémité micropylaire, commencent à s'amplifier beaucoup de manière à dépasser bientôt très fortement en dimensions toutes celles qui les entourent. Ces grandes cellules, qui dérivent directement des premiers noyaux-filles du noyau primaire du sac, étaient considérées à tort par Hofmeister comme les corpuscules eux-mêmes. En réalité, c'est à leurs dépens que se forment les « *corpuscules* », appareils complexes que leur développement, leur structure et leur mode de fonctionnement pendant la fécondation assimilent aux archégones des Cryptogames vasculaires.

La cellule d'endosperme, mère du corpuscule, se divise, d'après Strasburger, par une cloison horizontale en une grande cellule inférieure et une petite cellule supérieure. Celle-ci se subdivise par une ou plusieurs cloisons perpendiculaires à la première en deux (*Ginkgo*, *Sequoia*, *Cephalotaxus*), en quatre (*Cupressinées*) ou en un plus grand nombre (*Picea*) de segments. Outre ces divisions radiales, des divisions tangentielles peuvent se produire qui augmentent l'épaisseur du petit massif cellulaire ainsi formé (*Abiétinées*).

Ce massif, qu'Hofmeister croyait se former en dehors du corpuscule lui-même, est désigné sous le nom de « *rosette du corpuscule* ». C'est par un canal, « *col du corpuscule* » (**), résultant de l'écar-

(*) Hofmeister avait bien observé que le sac embryonnaire se trouvait rempli, à un moment donné, d'un tissu albumineux, mais, suivant la doctrine de l'époque, il pensait que le noyau du sac embryonnaire est résorbé de bonne heure et que c'est après cette résorption qu'il y avait formation d'un grand nombre de noyaux donnant promptement naissance à autant de cellules.

(**) Bien que le col du corpuscule soit en réalité un canal, on désigne souvent aussi sous ce nom l'ensemble des cellules qui le bordent.

tement des cellules de la rosette, que pénétrera le tube pollinique, comme un anthérozoïde pénètre par le col d'un archégone (*). L'assimilation du corpuscule avec ce dernier appareil se complète par la formation, aux dépens de la grande cellule inférieure, d'une petite cellule, isolée par division au-dessous de la rosette, et dont le rôle consiste à écarter les cellules de cette dernière pour donner naissance, un peu avant la fécondation, au canal qui doit livrer passage au tube vecteur du gamète mâle. C'est la « *cellule du canal* ». Quant à la cellule-sœur inférieure, très développée, pourvue d'un gros noyau et d'un abondant protoplasme, elle constitue le gamète femelle ou « *oosphère* ». On voit que, par sa constitution, le corpuscule est un véritable archégone (Fig. XXIX, 3).

La cellule du canal existe-t-elle toujours ? ARNOLDI prétend qu'elle fait défaut dans les Cupressées, et parmi les Taxodiées il n'a pu réussir à l'observer dans les *Cunninghamia*, *Sequoia*, *Cryptomeria* et *Taxodium*. Dans les *Taxodium* (7) et *Podocarpus* (10), COKER signale l'existence non d'une cellule, mais d'un noyau du canal, et LAND (6) fait la même observation chez le *Thuia*. En réalité, si dans beaucoup de Conifères il n'y a pas de cellule de canal bien définie, séparée par une paroi nettement visible, le noyau de cette cellule existe toujours pour la représenter. C'est probablement le cas dans les formes citées par ARNOLDI, ce qui l'a conduit à penser que la cellule du canal n'existait pas (**).

Le nombre des corpuscules, à l'intérieur de l'endosperme, est

(*) Il arrive parfois que, dans le *Tsuga canadensis*, la petite cellule supérieure, provenant de la première division de la cellule-mère du corpuscule, ne se divise pas à son tour. Mais c'est là un cas tout à fait exceptionnel, car, le plus souvent, dans cette Conifère, on trouve, d'après MURRILL (22), 3 à 4 cellules dans le col du corpuscule. Le nombre le plus commun est 2. La plus grande variation peut se rencontrer d'ailleurs dans la même espèce. Dans le *Podocarpus*, COKER (10) a observé des cas où le nombre des cellules dépasse 25. Parfois, au contraire, le col n'a que 2 cellules.

MIYAKE (8) cite comme anormaux des archégones de *Picea excelsa* dépourvus de cellules du col.

(**) Le noyau de la cellule du canal peut quelquefois atteindre d'après CHAMBERLAIN (7) un volume égal à celui de l'oosphère, et il présente alors toutes les apparences d'un noyau prêt à être fécondé. L'auteur se demande si, dans le cas d'égalité des noyaux décrits comme noyaux mâle et femelle, l'un d'eux ne serait pas le noyau de la cellule du canal.

très variable. On en trouve de 2 à 5 dans les Abiétinées, de 5 à 8 dans le *Taxus baccata*, mais dans les Cupressinées leur nombre peut être plus considérable. Coker en indique 10 à 20 et jusque 34 dans le *Taxodium*, et Arnoldi en a compté jusque 60 dans le *Sequoia sempervirens*. Dans les Abiétinées ils sont isolés les uns des autres par des cellules de l'endosperme. Ils sont, au contraire, contigus chez les Cupressinées. Dans le *Ginkgo* ils sont largement distants les uns des autres.

CHAPITRE III

FÉCONDATION

§ 1. — Phénomènes préparatoires de la fécondation.

Chez les Conifères, la fleur femelle, réduite à un carpelle dépourvu à la fois de style et de stigmate, est représentée par un ovaire ouvert portant les ovules dont le tégument unique se prolonge en tube. Au moment de la déhiscence des sacs polliniques, les grains de pollen sont transportés jusqu'au micropyle de ces ovules, directement exposé à l'air, et y sont retenus par une gouttelette de liquide. Au fur et à mesure que cette goutte s'évapore, le grain de pollen se trouve entraîné à travers le canal micropylaire et vient se loger dans une cavité plus ou moins irrégulière, formée par dissociation des cellules du sommet du nucelle et qu'on appelle la « *chambre pollinique* ». Là, le pollen se développe comme s'il se trouvait sur un véritable stigmate, et la grande cellule, comme chez les Angiospermes, s'allonge en un tube pollinique qui s'insinue à travers le tissu du nucelle et se dirige vers le sac embryonnaire, sans toutefois l'atteindre du premier coup. En effet, le tube pollinique ne s'enfonce d'abord que d'une petite longueur dans le parenchyme nucellaire. Il se fait ensuite un temps d'arrêt plus ou moins long pendant lequel l'ovule achève son développement. Dans les Conifères dites annuelles (*Picea*, par ex.), qui mûrissent leurs fruits en une année, cette interruption dans la croissance du tube pollinique ne dure que quelques semaines ou quelques mois; mais dans celles dites bisannuelles (*Juniperus*, *Pinus*, etc.), où la graine exige deux ans pour mûrir, elle se prolonge, en général, jusqu'au mois de juin de la seconde année.

A ce moment, c'est-à-dire quand les corpuscules apparaissent dans le tissu de l'endosperme, les tubes polliniques recommencent à s'allonger à travers le nucelle, en élargissant de plus en plus leur extrémité inférieure. Ils atteignent ainsi la membrane du sac embryonnaire gélifiée, la traversent, pénètrent dans l'endosperme et viennent appliquer fortement leurs extrémités contre les rosettes des corpuscules.

Chez les Abiétinées, les Taxinées et les Podocarpées, où les corpuscules sont isolés les uns des autres et disposés chacun au fond d'une dépression endospermique en forme d'entonnoir, chaque corpuscule exige un tube pollinique, et par suite il est nécessaire que plusieurs tubes polliniques pénètrent à l'intérieur du sac embryonnaire. C'est, en effet, ce qui se produit.

Dans les Cupressinées, où tous les corpuscules sont serrés côte à côte dans le large canal commun de l'endosperme (Fig. XXIX, 3), un seul tube pollinique suffit à couvrir tout le faisceau de corpuscules. Pour cela, ce tube se renfle fortement vers son extrémité, de manière à remplir l'entonnoir, puis il pousse un prolongement latéral dans chacun des petits canaux des corpuscules, et chacun de ces appendices agit là comme le fait ailleurs un tube pollinique séparé. Dans tous les cas, la petite cellule qui surmonte l'oosphère, « *cellule du canal* », s'est désorganisée, ouvrant ainsi l'accès de l'oosphère vers le bas et dissociant vers le haut les cellules de la rosette, ce qui donne naissance au « *canal du col* ». Le tube pollinique, ou une de ses ramifications, dirige son extrémité dans ce canal et l'enfonce jusque dans le sommet de l'oosphère.

§ 2. — Fécondation proprement dite.

Les phénomènes essentiels de la fécondation sont, nous allons le voir, les mêmes que ceux que nous avons décrits chez les Angiospermes. Bien que leur étude n'ait pas encore atteint la précision que nous avons rencontrée chez ces dernières, les résultats déjà acquis, depuis longtemps, sur la fusion des deux gamètes, et ceux plus récents concernant le moment de la différenciation des noyaux sexuels, nous permettent d'envisager la fécondation comme identique, dans ses grandes lignes, chez toutes

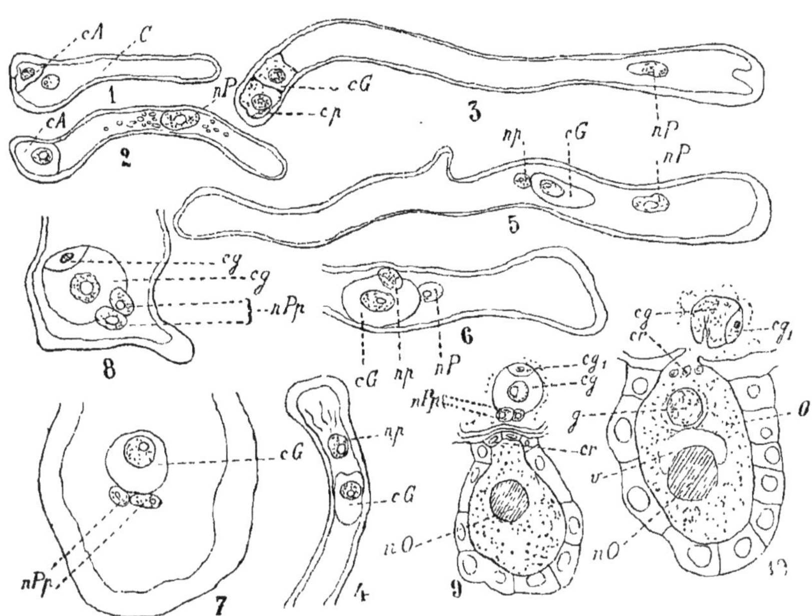

FIG. XXVII. — *Taxus baccata.* Phénomènes morphologiques de la fécondation. (Figures semi-schématiques, d'après les dessins de BELAJEFF.)

1. Tube pollinique au début de la germination : C, grande cellule allongée en tube ; cA, cellule anthéridiale, provenant, avec la grande cellule, de l'unique division du grain de pollen.
2. Immigration du noyau *n*P de la grande cellule vers l'extrémité antérieure du tube ; la cellule anthéridiale grossit.
3. Division de la cellule anthéridiale en une cellule pédicelle *cp* et une cellule génératrice cG.
4. Rupture de la cellule pédicelle et mise en liberté de son noyau *np* et de la cellule génératrice cG qui immigre dans le tube.
5. Le noyau de la cellule pédicelle atteint la cellule génératrice cG.
6. La cellule génératrice rejoint le noyau *n*P de la grande cellule du grain (noyau végétatif).
7. Les deux noyaux libres *n*P*p* sont appliqués en avant de la cellule génératrice cG.
8. La cellule génératrice s'est divisée en deux cellules-filles *cg*, *cg*, dont l'une est plus petite que l'autre.
9. Tube pollinique appliqué sur la rosette du corpuscule peu de temps avant la fécondation : *cg*, grande cellule-fille génératrice, cg_1, petite cellule-fille génératrice ; *cr*, rosette ; *n*O, noyau de l'oosphère.
10. Pénétration du gamète mâle dans l'oosphère : *n*O, noyau de l'oosphère; *v*, vacuole ; *g*, gamète mâle formé par le noyau de la grande cellule-fille génératrice et par une certaine portion du protoplasme de cette cellule ; *cr*, cellules disloquées de la rosette ; *cg*, grande cellule-fille génératrice ouverte et en partie vidée, après la sortie du gamète mâle ; cg_1, petite cellule-fille génératrice non utilisée dans la fécondation.

les Phanérogames, les différences n'étant que d'ordre secondaire.

En ce qui concerne la différenciation des cellules sexuelles, Overton (23) a montré que chez les Gymnospermes (et parmi les Conifères, *Tsuga canadensis* et *Larix decidua* ont servi d'exemples) les cellules de l'endosperme offrent dans le nombre des chromosomes de leurs noyaux la même réduction que le sac embryonnaire et l'oosphère chez les Angiospermes. Semblable réduction a également été observée dans l'endosperme des *Pinus* par Strasburger (4), Dixon (24), Blackman (25) et Chamberlain (26) et aussi dans les cellules-mères définitives du pollen. De plus, en conformité avec ce que nous avons fait remarquer chez les Angiospermes, Juel (27) a établi récemment que, dans la cellule-mère du sac embryonnaire du *Larix sibirica*, la première division est hétérotypique, la seconde homotypique, la troisième typique.

Quelques exemples pris parmi les diverses tribus nous permettront de nous faire une idée exacte des phénomènes préparatoires à la fécondation proprement dite chez les Conifères.

Chez le *Taxus*, le grain de pollen arrive, monocellulaire, sur le nucelle, où il donne un petit segment interne unique qui représente, nous l'avons vu, la cellule anthéridiale (Fig. XXVII). La grande cellule développe en même temps son tube pollinique qui s'introduit entre les cellules nucellaires. Pendant que le noyau de cette grande cellule s'engage dans le tube, la cellule anthéridiale grossit (Fig. XXVII, 2), puis se divise en donnant une cellule génératrice antérieure et une cellule pédicelle (Fig. XXVII, 3, *c*G, *cp*). La rupture annulaire de l'extrémité antérieure de cette dernière met en liberté la cellule génératrice, qui s'engage à son tour dans le tube, suivie par le noyau libre de la cellule pédicelle rompue (Fig. XXVII, 4 et 5). La cellule génératrice atteint l'extrémité du tube, et les deux noyaux libres de la cellule pédicelle et de la grande cellule du grain se disposent au-devant d'elle (Fig XXVII, 6 et 7.) A ce stade, le tube pollinique est arrivé au contact de la rosette d'un corpuscule. La cellule génératrice grossit, puis se divise en deux segments inégaux (Fig. XXVII, 9, cg, cg_1).

Au stade de la fécondation, la rosette se disloque, la membrane de la plus grande des deux cellules-filles de la cellule génératrice s'ouvre et laisse échapper le noyau mâle (Fig. XXVII, 10). Ce gamète pénètre dans l'oosphère, et les noyaux se fusionnent. Bien que le noyau mâle soit en apparence plus petit que celui de l'oosphère, STRASBURGER pense que la quantité de chromatine est égale pour chacun et que la fécondation se fait à parties égales de part et d'autre.

D'après JAEGER (28), un seul archégone en général est fécondé.

Dans l'ovule du *Ginkgo*, d'après HIRASE (13), une chambre pollinique se constitue, par dissociation du parenchyme, au sommet du nucelle; cette chambre (Fig. XXVIII, 1, *ch. p*), qui prolonge inférieurement le tube micropylaire, renferme un peu de liquide au moment de la pollinisation, et c'est contre sa paroi que germent les grains de pollen que le vent y amène.

Plus tard, la chambre agrandie inférieurement du côté de l'endosperme et par suite plus rapprochée des archégones, se ferme dans sa région supérieure (Fig. XXVIII, 2). Au niveau de la fermeture, le parenchyme prend l'aspect d'une petite éminence brune (*c*), qui plus tard disparaît.

Les tubes polliniques, alors en voie de développement contre la paroi de la chambre, maintenant close, enfoncent un peu leur sommet dans la voûte de cette dernière; là, au lieu de rester simples, comme à l'ordinaire, ils se ramifient en manière de crampons fixateurs (Fig. XX, 3, 4, et Fig. XXVIII, 2, *b*). La base du tube, encore couverte de l'exine cutinisée, fait au contraire hernie dans la cavité de la chambre. Abstraction faite des crampons, le tube pollinique offre alors l'aspect d'un renflement ovoïde, à peine deux ou trois fois plus long que large (Fig. XXVIII, 3).

On sait déjà que dans le grain de pollen on rencontre, de dedans en dehors : la cellule génératrice (Fig. XX, 1), une cellule stérile encore vivante et une troisième cellule, écrasée contre la paroi; le grain de pollen mûr est donc quadricellulaire. Or c'est à la base du tube pollinique que subsiste aussi la cellule génératrice des deux anthérozoïdes, au lieu de se transporter, comme à l'ordinaire, à l'extrémité croissante du tube. « Rien n'est plus facile que de s'en convaincre, dit HIRASE [(13) p. 118], non seulement en poursuivant le développement, mais encore en observant que cette extrémité est couverte d'une exine jusqu'au moment de la fécondation. » Par la position basilaire du tube qui les renferme et qui, avons-nous dit, fait hernie dans le liquide de la chambre pollinique (Fig. XXVIII, 3), les deux anthérozoïdes, nés comme nous l'avons vu plus haut, s'échappent, déploient leur touffe de cils et nagent librement d'un mouvement de tournoiement rapide, en quête d'une oosphère d'archégone. Au Japon la fécondation s'effectue vers le milieu de septem-

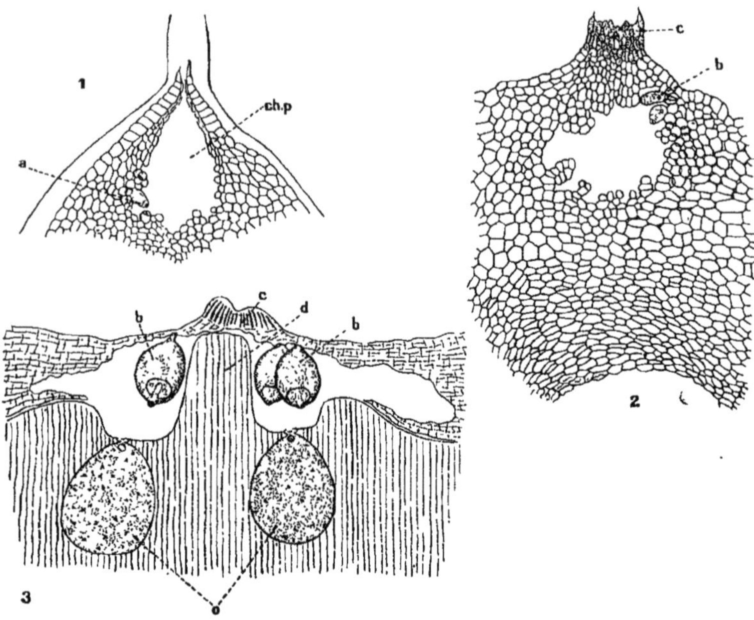

Fig. XXVIII. — *Ginkgo biloba* (d'après Hirase).

1. Partie supérieure de l'ovule. Grain de pollen *a*, en germination dans la chambre pollinique, *ch. p*, prête à se fermer, *Gr.* : 48.
2. Portion du nucelle. La chambre pollinique s'agrandit. On voit deux tubes polliniques *b*, attachés sur le côté de la chambre ; *c*, protubérance nucellaire devenue brunâtre. *Gr.* : 48.
3. Portion supérieure du nucelle âgé : *b*, tubes polliniques ; *c*, éminence brune ; *d*, colonnette d'endosperme, soutenant la chambre ; *o*, oosphères. *Gr.* : 30.

bre. Dans un grand nombre de cas Hirase (12) a constaté que les deux oosphères sont fécondées, ce qui a nécessité vraisemblablement le concours de deux tubes polliniques, non pas tant parce que les oosphères sont éloignées qu'à cause du mamelon nucellaire qui les sépare.

Strasburger [(29) p. 291], le premier, a attiré l'attention sur les phénomènes intimes accompagnant la fécondation du *Ginkgo biloba*, mais n'a pourtant fait aucune observation sur le phénomène proprement dit de la fécondation.

A ce sujet les remarques d'Hirase lui-même paraissent se réduire à peu de chose. « J'ai obtenu, dit-il [(7) p. 5], quelques préparations où on rencontre une masse confuse de substance indistincte dans le cytoplasma à l'extrémité supérieure de l'oosphère. Il est très vraisemblable que cela représente le stade de la pénétration du noyau spermatique dans l'oosphère, mais malheureusement la fixation de mes matériaux en ce cas était tellement insuffisante que je n'avais pas pu trouver le noyau spermatique dans la masse confuse indiquée ci-dessus. »

Les nouvelles recherches (13) du même auteur, consacrées plus spécialement à l'étude du développement du tube pollinique et des anthérozoïdes, ne renfermant encore aucun renseignement sur la fécondation, Ikeno (30), en 1901, entreprend de la question une étude détaillée.

A la suite de la formation de la cellule du canal, le noyau de l'oosphère, d'après l'auteur, se remplit de métaplasme; puis il chemine vers le centre de l'oosphère. En même temps, il grossit progressivement et subit une modification de structure. Lorsqu'il vient au repos, la charpente nucléaire se montre constituée de granulations disposées en traînées plus ou moins nettes. Le noyau de l'oosphère a ainsi atteint sa maturité et est alors prêt à s'accoupler avec le noyau spermatique. Les deux oosphères voisines étant complètement séparées d'ordinaire par un mamelon nucellaire, il n'est guère possible d'admettre que les deux anthérozoïdes d'un tube pollinique pénètrent l'un après l'autre au sein de deux oosphères voisines. Il est plus vraisemblable que l'un seulement des deux anthérozoïdes d'un tube pollinique peut pénétrer au sein de l'oosphère et que l'autre se désorganise sans avoir pu y entrer.

Après sa pénétration dans l'oosphère, le noyau se débarrasse de sa couverture cytoplasmique afin de cheminer seul vers le noyau femelle, ce qui concorde avec ce que l'on a observé dans les Cycadacées. Mais il n'existe pas dans le noyau de l'oosphère du *Ginkgo* cette dépression que nous avons rencontrée dans cette dernière famille. Il n'y a chez le noyau de l'oosphère aucune place spécialement préférée, où va s'accoler le noyau spermatique: partout où ce dernier viendra au contact du noyau femelle aura lieu la copulation. Le noyau mâle se trouve parconséquent tantôt au-dessus du noyau femelle, tantôt sur le côté. Mais ce qui est le plus remarquable au moment du contact des deux noyaux, c'est qu'il y a entre eux une différence de taille très notable, qui ne se retrouve nulle part ailleurs parmi les Gymnospermes : le noyau mâle est moindre que le dixième du noyau femelle (*).

En ce qui concerne la copulation des noyaux sexuels, le processus chez le *Ginkgo biloba* concorde bien avec celui du *Cycas revoluta*, Aussitôt que les noyaux sexuels arrivent au contact l'un de l'autre. le noyau spermatique commence à refouler la membrane du noyau femelle; au fur et à mesure que, sous l'influence de cette poussée, la partie de cette membrane en contact avec le noyau mâle se déprime davantage, ce dernier ne tarde pas à s'enfoncer de plus en plus profondément dans le noyau femelle. Il finit par se plonger à l'intérieur du noyau de l'oosphère et se fusionner avec lui, de telle sorte que finalement les substances des deux noyaux sexuels se mélangent intimement(**).

D'après Arnoldi (33), dans le *Cephalotaxus Fortunei*, et d'après Coker (10) dans le *Podocarpus*, un seul des deux noyaux mâles se fusionne avec le noyau de l'oosphère, tandis que l'autre reste dans la partie supérieure de l'oosphère, où il peut se diviser amitotiquement.

Chez les Cupressinées, les phénomènes se passent comme chez le *Taxus*, mais un seul tube pollinique suffit d'ordinaire à couvrir, en dilatant son extrémité, les rosettes de plusieurs corpuscules contigus (Fig. XXIX). En outre, les deux cellules génératrices filles sont

(*) Dans le *Juniperus virginiana* et le *Picea vulgaris*, à en juger par les figures données par Strasburger, le noyau mâle est de volume pres qui égal à la moitié de celui du noyau femelle ; dans le *Pinus Laricio*, le mâle est seulement un peu plus petit que le noyau femelle ; chez le *Pinus sylvestris* la proportion de taille de ce dernier à celle de l'autre est comme 2 à 1 ou au plus 3 à 1 ; chez le *Taxus baccata* ils sont de même taille ; chez le *Cephalotaxus Fortunei* cette proportion est à peu près comme 4 à 1.

(**) Il n'est pas douteux, d'après Hirase (31), que la fécondation puisse avoir lieu chez les ovules encore attachés aux arbres. C'est aussi l'avis de Seward

sensiblement égales, et toutes deux sont susceptibles de féconder chacune un archégone (*).

Quatre et même cinq tubes polliniques peuvent d'ailleurs, d'après

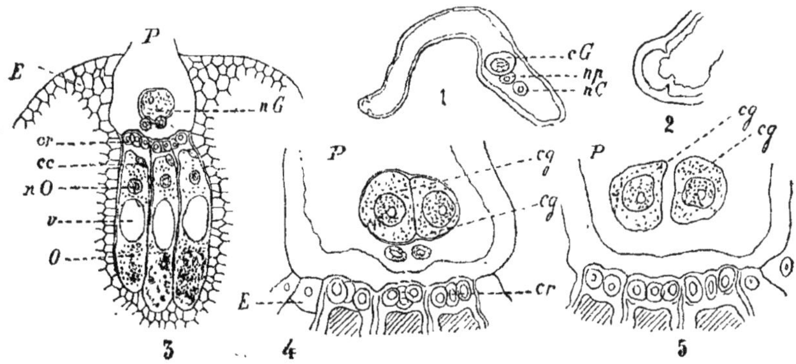

Fig. XXIX. — *Juniperus virginiana*. Phénomènes morphologiques de la fécondation (d'après les dessins de Strasburger).

1. Tube pollinique après la rupture de la cellule pédicelle et le cheminement, vers l'extrémité antérieure du tube, de la cellule génératrice *c*G, du noyau libre *np* de la cellule pédicelle et du noyau *n*C de la grande cellule du grain. *Gr.* : 180.
2. Portion plus grossie de la partie postérieure du tube, montrant le bourrelet interne annulaire produit par la rupture de la cellule pédicelle et la mise en liberté de la cellule génératrice. *Gr.* : 400.
3. Portion supérieure de l'endosperme E avec trois corpuscules (archégones) contigus ; P, sommet d'un tube pollinique arrivé au contact des rosettes *cr* ; *n*G, noyau remplissant presque complètement la cellule génératrice avant sa bipartition ; au-dessous le noyau de la cellule pédicelle et celui de la grande cellule du grain ; *cc*, cellule de canal ; O, oosphère avec son noyau *n*O et une grande vacuole *v*.
4. Stade plus avancé ; la cellule génératrice se divise en deux cellules-filles génératrices presque égales *cg*, *cg* ; E, endosperme ; *cr*, rosette. *Gr.* : 180.
5. Stade plus avancé que le précédent ; les deux cellules-filles génératrices sont libres : les deux noyaux libres ont disparu. *Gr.* : 180.

et de Miss Gowan (32). Mais, bien que le fait n'ait pas encore été établi définitivement, il n'est pas impossible que la fécondation puisse se produire chez les ovules déjà tombés des arbres.

(*) Dans le *Thuia* il y a tout lieu de supposer que les deux cellules mâles remplissent leur rôle fécondateur toutes les fois que les archégones sont rapprochés. Mais le noyau de la cellule du canal subissant ici une division. Land (6) pense que peut-être ces deux noyaux pourraient être fécondés au même titre que l'oosphère. Dans certains cas, il a pu, en effet, observer dans le même ovule, des embryons s'accroissant aussi bien en haut dans le nucelle, qu'en bas dans l'endosperme, les premiers toutefois ne présentant pas la même vitalité que les seconds.

Belajeff (5), participer à la fécondation. Dans tous les cas, la fécondation de plusieurs archégones dans le même ovule n'offre aucun avantage, puisqu'un seul embryon arrive, en définitive, à maturité.

Chez les Abiétées, chaque archégone, isolé de ses voisins au fond de son entonnoir spécial, exige un tube pollinique, et par conséquent plusieurs tubes polliniques pénètrent à la fois dans l'endosperme. L'extrémité du tube s'introduit dans le canal de la rosette, qui comprend parfois trois étages de cellules superposées (*Pinus*, *Picea*, etc.), le traverse et pénètre dans l'oosphère.

Dans le *Picea excelsa*, d'après Miyake (8), les deux noyaux générateurs entourés de leur cytoplasme, le noyau pédicelle et le noyau végétatif passent dans l'oosphère. Le plus grand noyau générateur se meut directement vers le noyau femelle et s'accole à lui, sans pénétrer sa membrane. L'auteur n'a pas observé les changements plus tardifs dans la conjugaison des noyaux.

Le deuxième noyau générateur reste sans modifications dans la partie supérieure de l'oosphère pendant quelque temps et finit probablement par s'y désorganiser.

Le même auteur a fait dans l'*Abies balsamea* (34) de semblables constatations.

Dans le *Pinus sylvestris*, Blackman (25) a observé également la pénétration des quatre noyaux dans l'oosphère. Il en serait de même, d'après Wojcicki (35), dans le *Larix dahurica*, où le noyau spermatique qui n'intervient pas dans la fécondation demeure pendant un certain temps dans l'oosphère, même après ce phénomène.

Dans les *Taxodium*, d'après Coker (7), un tube pollinique féconde deux archégones. Il en est de même dans les *Sequoia*, *Cryptomeria*, *Cunninghamia*, étudiés par Arnoldi (21), dont les archégones sont groupés comme dans les Cupressinées.

Des recherches qui ont été faites dans le *Pinus sylvestris*, le *Taxus baccata*, le *Larix dahurica*, le *Cephalotaxus Fortunei*, etc., ayant trait à la copulation des noyaux sexuels, il semble permis de conclure que chez les Conifères la fécondation s'opère toujours, selon toute probabilité, d'après le processus décrit par Ikeno dans le *Ginkgo biloba*. C'est dire qu'il serait analogue à celui que nous avons exposé chez les Cycadacées : pénétration graduelle du noyau mâle dans celui de l'oosphère, et finalement fusion des deux noyaux.

1. H. Schacht. Ueber den Bau einiger Pollenkörner (*Jahrb. wiss. Bot.*, II, 109-168, pl. 14-18, 1860).

2. Strasburger. Ueber Befruchtung und Zelltheilung (108 p., 9 pl., Iéna, 1878).

3. W. Belajeff. Zur Lehre von dem Pollenschlauche der Gymnospermen (*Ber. d. d. Bot. Ges.*, IX, 280-286, pl. 18, 1891).

4. Strasburger. Ueber das Verhalten des Pollens und die Befruchtungsvorgänge bei den Gymnospermen (*Hist. Beit.*, IV, 1-46, pl. 1-2, 50 fig., Iéna, 1892).

5. W. Belajeff. Zur Lehre von dem Pollenschläuche der Gymnospermen (Zweite Mittheilung) (*Ber. d. d. Bot. Ges.*, XI, 196-201, pl. 12, 1893).

6. W. J. G. Land. A morphological study of *Thuia* (*Bot. Gazette*, XXXIV, 249-259, pl. 6-8, 1902).

7. W. C. Coker. On the gametophytes and embryo of *Taxodium* (*Bot. Gazette*, XXXVI, 1-27, 114-140, pl. 1-11, 1903).

8. K. Miyake. On the development of the sexual organs and fertilization in *Picea excelsa* (*Ann. of Bot.*, XVII, 351-372, pl. 16-17, 1903).

9. Coulter et Chamberlain. Morphology of spermatophytes. New York, 1901.

10. W. C. Coker. Notes on the gametophytes and embryo of *Podocarpus* (*Bot. Gazette*, XXXIII, 89-107, pl. 1-7, 1902).

11. H. O. Juel. Ueber den Pollenschlauch von *Cupressus* (*Flora*, XCIII, 56-62, pl. 3, 1904).

12. S. Hirase. Etudes sur la fécondation et l'embryogénie du *Ginkgo biloba* *Journ. of the College of Science, Imp. Univ.*, Tokio, vol. VIII, 1-16, pl. 31-32, 1895).

13. S. Hirase. Etudes sur la fécondation et l'embryogénie du *Ginkgo biloba* (second mémoire). (*Journ. of the College of Science, Imp. Univ.*, Tokio, vol. XII, 103-149, pl. 7-9, 1898).

14. K. Fujii. Has the spermatozoid of Ginkgo a tail or not? (*Bot. Mag.*, Tokio, XII, 287-290, 1898).

— On the morphology of the spermatozoid of *Ginkgo biloba* (*Bot. Mag.*, Tokio, XIII, 260-266, 1899).

15. K. Miyake. On the spermatozoid of *Ginkgo* (*Bot. Mag.*, Tokio, XII, 333-339, 1898).

16. A. Engler. Engler et Prantl (*Die Nat. Pflanz.*, Nachtrag zu Theil II-IV, p. 19, 1897).

17. Hofmeister. Vergleichende Untersuchungen (Der Coniferen) (pl. 27-33, Leipzig, 1851).

18. Strasburger. Die Angiospermen und die Gymnospermen (173 p., 22 pl., Iéna, 1879).

19. W. R. Shaw. Contribution to the life history of *Sequoia* (*Bot. Gazette*, XXI, 332-339, pl. 24, 1896).

20. W. Arnoldi. Ueber die Corpuscula und Pollenschlauche bei *Sequoia sempervirens* (*Beiträge zur Morph. des Gym.* II. *Bull. Nat. Moscou*, n° 4, 1899).

21. W. Arnoldi. Beiträge zur Morphologie einiger Gymnospermen. V. Weitere Untersuchungen der Embryogenie in der Familie der Sequoiaceen (*Bull. Nat. Moscou*, p. 1 28, pl. 7-8, 1901).

22. W. A. Murrill. The development of the archegonium and fertilization in the Hemlock spruce (*Tsuga canadensis*. Carr.) (*Ann. of Bot.*, XIV, 583-607, pl. 31-32, 1900).

23. Overton. Ueber die Reduction der Chromosomen in den Kernen der Pflanzen (*Vierteljahrschrift d. Naturf. Ges.* in Zürich, XXXVIII, 169-186, 1893).

24. H. N. Dixon. Fertilization of *Pinus sylvestris* (*Ann. of Bot.*, VIII, 21-34, pl. 3-5, 1894).

25. V. H. Blackman. On the cytological features of fertilization and related phenomena in *Pinus sylvestris* (*Phil. Trans. Roy. Soc.*, CXC, 395-426, London, 1898).

26. C. J. Chamberlain. Oogenesis in *Pinus Laricio* (*Bot. Gazette*, XXVII, 268-279, pl. 4-6, 1899).

27. H. O. Juel. Beiträge zur Kenntniss der Tetradenbildung (*Jahrb. wiss. Bot.*, XXXV, 626-659, pl. 15-16, 1900).

28. L. Jaeger. Beiträge zur Kenntniss der Endospermbildung und zur Embryologie von *Taxus baccata* L. (*Flora*, LXXXVI, 241-288, pl. 15-19, 1899).

29. Strasburger. Die Coniferen und die Gnetaceen (442 p., 26 pl., Leipzig, 1872).

30. S. Ikeno. Contribution à l'étude de la fécondation chez le *Ginkgo biloba* (*Ann. sc. nat.*, 8e série, XIII, 305-318, pl. 2-3, 1901.)

31. S. Hirase. A propos de la période de la fécondation du *Ginkgo biloba* (en japonais). (*Bot. Magaz.*, Tokio, 8, 1894.)

32. A. Seward et Miss Gowan. The maidenhair-tree (Ginkgo biloba) (*Ann. of Bot.*, XIV, 109-154, pl. 8-10, 1900).

33. W. Arnoldi. Embryogenie von *Cephalotaxus Fortunei* (*Beiträge zur Morph. des Gymn.* III). (*Flora*, LXXXVII, 46-63, pl. 1-3, 1900).

34. K. Miyake. Contribution to the fertilization and embryogeny of *Abies balsamea* (*Beihefte Bot. Centralblatt*, vol. XIV, 134-144, pl. 6-8, 1903).

35. Z. Wójcicki. A propos de la fécondation chez les Conifères (en russe). 57 p., 2 pl., 1899). (Analysé dans *Bot. Zeitung*, LVIII, p. 39, 1900.)

C. — GNÉTACÉES

Les trois genres qui constituent cette famille présentent entre eux de telles différences que, tout en suivant le même ordre que précédemment, il y aura lieu de les considérer chacun séparément.

CHAPITRE PREMIER

GAMÈTE MALE

Karsten [(1) p. 353] est le premier qui fit connaître, dans le *Gnetum*, une description détaillée de l'origine du pollen, en montrant la formation du tapis et celle des cellules-mères qui donnent définitivement naissance chacune à quatre grains de pollen.

D'après cet auteur, et le fait a été confirmé par Lotsy (2), au moment d'atteindre le sac embryonnaire, le tube pollinique renferme trois noyaux : un noyau végétatif et deux noyaux générateurs.

Dans le genre *Ephedra*, les figures données par Strasburger (3, pl. XIV, 4, pl. II) de l'*E. campylopoda* et de l'*E. altissima*, montrent que le grain de pollen est lenticulaire. On y observe une première cellule désorganisée, surmontée d'une cellule végétative persistante, contre laquelle se trouve accolée une cellule qui est, à n'en pas douter, la cellule anthéridiale. Il y a donc ici, comme chez les autres Gymnospermes, une anthéridie pédicellée.

On ne possède comme documents sur la structure du pollen du *Welwitschia mirabilis* que les quelques dessins donnés par Strasburger (4, pl. II). Le grain, en section, est étroitement oblong, et sur un des côtés les plus larges on aperçoit une petite cellule lenticulaire, qui représente sans doute une cellule végétative. La cellule anthéridiale qui lui est accolée fournit directement les deux gamètes mâles, comme chez les Angiospermes.

CHAPITRE II

GAMÈTE FEMELLE

D'après STRASBURGER [(5) p. 116], dans l'*Ephedra campylopoda*, la cellule-mère primordiale du sac embryonnaire donne naissance à une rangée de trois cellules, dont l'inférieure seule se développe finalement en sac embryonnaire. La formation de l'endosperme et la production des archégones s'opèrent comme chez les Conifères. Les archégones nés dans l'endosperme sont pourvus d'une cellule de canal et d'une rosette. Ils présentent donc, avec ceux des Conifères, la plus grande analogie.

Nos connaissances encore bien vagues sur le *Welwitschia* sont dues à HOOKER (6) et à STRASBURGER (5). L'endosperme prend naissance, comme à l'ordinaire, dans le sac embryonnaire, mais les archégones, ou corpuscules qui se forment à son intérieur, deviennent directement autant d'oosphères, analogues à celles des Angiospermes. Elles sont en effet dépourvues de cellule de canal et de rosette.

naissance jusqu'à huit cellules, qui vont donner tout autant d'embryons dont un seul, avec ses deux cotylédons, arrive à complet développement.

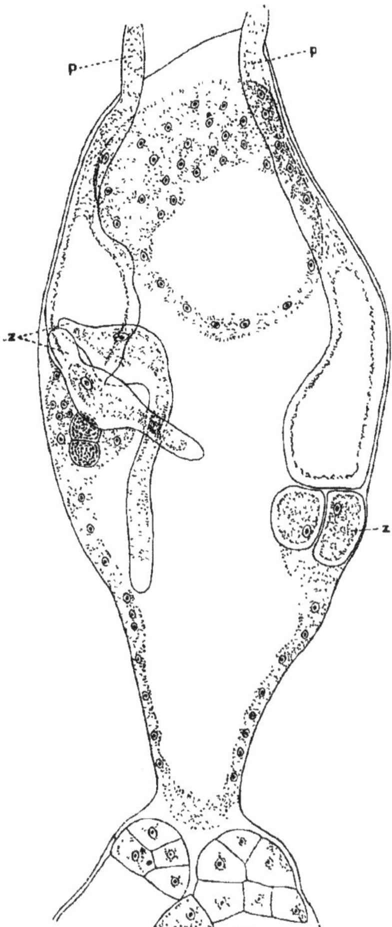

FIG. XXXI. — *Gnetum Gnemon* (d'après LOTSY), Portion supérieure d'un sac embryonnaire : *p*, tube pollinique; *z*, zygotes ; RA*r*, rudiment d'archégone. *Gr.* : 320.

Dans le *Welwitschia* (6) les tubes polliniques vont à la rencontre des nombreuses oosphères, faisant saillie, comme nous l'avons vu, hors du sac embryonnaire. Le noyau de l'oosphère reste dans la partie basale renflée et c'est là qu'il est fécondé. Plusieurs oosphères peuvent être fécondées, mais finalement un seul embryon se développe.

Les trois familles que nous venons de passer en revue, présentent entre elles, comme on a pu le constater, au point de vue de l'origine et du développement de leurs organes reproducteurs, la plus grande analogie.

Le grain de pollen, qui prend naissance chez toutes de la même façon, se compose d'une grande cellule, formant le tube pollinique, et d'une ou plusieurs autres cellules incluses dans la précédente. De ces dernières, qui représentent une anthéridie rudimentaire, l'une forme pendant le développement du tube pollinique, soit deux anthérozoïdes ciliés et mobiles (*Cycas*, *Zamia*, *Ginkgo*), soit deux cellules remplissant le même rôle, mais non ciliées et paraissant dépourvues de mouvements.

Le sac embryonnaire développe un prothalle femelle appelé endosperme, qui, à l'exception du *Gnetum*, le remplit complètement. Au sommet du prothalle s'organisent, d'une façon générale, des corpuscules constitués chacun par un col ou rosette, une cellule de canal et une oosphère, et par conséquent analogues aux archégones des Cryptogames vasculaires. Toutefois si, parmi les Gnétacées, le genre *Ephedra* présente encore ce caractère, les *Welwitschia* et *Gnetum* offrent dans la structure de leur organe femelle une plus grande simplification. Le *Welwitschia* ne renferme dans son endosperme que des oosphères dépourvues de cellule de canal et de rosette, et par suite très semblables à celles des Angiospermes. Quant au *Gnetum*, il n'a même plus que des noyaux d'oosphères. Aussi, par l'absence d'archégones véritables, ces deux genres se rapprochent-ils davantage des Angiospermes.

1. G. Karsten. Zur Entwickel. der Gattung *Gnetum* (*Cohn's Beitr. z. Biol. d. Pflzn.* Breslau, Bd. VI, Heft 3, 1893).

2. J. P. Lotsy. Contributions to the life history of the genus *Gnetum*. I. The grosser morphology of production of *Gnetum Gnemon* L. (*Ann. Jard. bot. Buitenzorg*, II, 1, 46-114, 1899).

3. Strasburger. Die Coniferen und die Gnetaceen (442 p., 26 pl., Leipzig, 1872).

4. Strasburger. Ueber das Verhalten des Pollens und die Befruchtungsvorgänge bei den Gymnospermen (*Hist. Beit.*, IV, 1-46, pl. 1-2, 50 fig., Iéna, 1892).

5. Strasburger. Die Angiospermen und die Gymnospermen (173 p., 22 pl., Iéna, 1879).

6. J. D. Hooker. On *Welwitschia*, a new genus of Gnetaceæ (*The Transactions of the Linnean Society*, XXIV, 1-48, 14 pl., 1863).

7. G. Karsten. Beitrag zur Entwickelungsgeschichte einiger *Gnetum* Arten (*Bot. Zeitung*, L, 205-215, 221-231, 237-246, pl. 5-6, 1892).

8. F. O. Bower. Germination and embryogeny of *Gnetum Gnemon* (*Quarterly Journ. of microsc. Science*, XXII, p. 287, 1882).

9. J. P. Lotsy. Parthenogenesis bei *Gnetum Ula* Brogn. (*Flora*, XCII, p. 397-404, pl. 9-10, 1903).

TROISIÈME PARTIE

EXAMEN COMPARATIF DE L'ORIGINE, DU DÉVELOPPEMENT DES ORGANES REPRODUCTEURS, ET DES PHÉNOMÈNES DE LA FÉCONDATION CHEZ LES ANGIOSPERMES ET LES GYMNOSPERMES

L'étude du gamète mâle a montré que, dans les Angiospermes comme dans les Gymnospermes, les cellules-mères définitives du pollen donnent toujours naissance à quatre grains de pollen. Dès la première division de la cellule-mère, la réduction chromatique apparaît dans son noyau, et ainsi se trouvent établis les premiers caractères de la sexualité, bientôt complétés par la division hétérotypique des chromosomes.

Les cloisonnements ultérieurs que doit subir le grain de pollen, et d'où doit naître la cellule génératrice, sont beaucoup plus compliqués chez les Gymnospermes que chez les Angiospermes. Mais en définitive cette cellule génératrice donne deux gamètes mâles, dont la forme et la grosseur sont des plus variables, et qui parfois même sont pourvus de cils (*Cycas*, *Zamia*, *Ginkgo*).

Une homologie parfaite existe également, au point de vue de l'origine, entre le sac embryonnaire des Angiospermes et celui des Gymnospermes. Il est bien rare que, chez les premières, la cellule-mère primordiale, d'origine sous-épidermique, dans le nucelle ovulaire s'accroisse directement en sac embryonnaire (Lis Tulipe, etc.). On sait que, dans la plupart des cas, la cellule sous-épidermique subit un plus ou moins grand nombre de cloisonnements et que, parmi les cellules formées, c'est presque toujours l'inférieure qui donne le sac embryonnaire. Or, il en est ainsi chez les Gymnospermes, à des différences près d'ordre secondaire : épaisseur plus considérable de la calotte chez les Conifères, et grand nombre de cellules-mères primordiales chez les Cycadacées.

Mais lorsqu'on observe la suite du développement du sac, l'homologie semble ne plus exister. Nous avons vu que, chez les Angiospermes, la division successive du noyau primaire donne définitivement naissance à huit noyaux, dont trois forment l'oosphère et les synergides, trois autres les antipodes, tandis que les deux derniers, ou noyaux polaires, se fusionnent pour constituer le noyau secondaire du sac embryonnaire.

Chez les Gymnospermes, au contraire, la division du noyau primaire se poursuit jusqu'à la formation d'un grand nombre de noyaux, entre lesquels bientôt apparaissent des cloisons cellulosiques. Le sac se trouve ainsi rempli d'un tissu désigné sous le nom d'endosperme, véritable prothalle, comparable à celui du prothalle femelle des Cryptogames vasculaires hétérosporées (*).

Nous ne reviendrons pas sur la formation des corpuscules ou archégones à l'intérieur de cet endosperme. Nous ferons remarquer simplement que les sept cellules du sac embryonnaire des Angiospermes sont l'homologue de l'endosperme des Gymnospermes, et que l'oosphère qui se développe dans le sac embryon-

(*) Van Tieghem [(1) p. 131], dans le but de mieux faire ressortir les ressemblances profondes qui existent entre les Phanérogames et les Cryptogames vasculaires, a proposé de renoncer désormais pour les secondes aux mots spore, sporange, microspore, microsporange, macrospore, macrosporange, et d'employer pour les deux embranchements ceux de diode, diodange, microdiode, microdiodange, macrodiode, macrodiodange.

Chez les Phanérogames, la microdiode, ou grain de pollen, donne, en germant, un prothalle mâle dont la portion végétative n'est représentée que par le tube pollinique. La macrodiode, ou cellule-mère d'endosperme, donne, dans les mêmes conditions, un prothalle femelle, représenté par l'endosperme dans les Gymnospermes et par les huit noyaux du sac embryonnaire dans les Angiospermes.

Les prothalles étant toujours indépendants de la plante adulte dans les Cryptogames vasculaires, alors qu'ils sont produits à l'intérieur du corps de cette même plante dans les Phanérogames, les premières sont dites *Exoprothallées*, les secondes *Endoprothallées*.

naire des Angiospermes est comparable à un archégone de Gymnosperme. L'homologie est surtout complète avec l'oosphère du *Welwitschia*, dépourvue, on le sait, de cellule de canal et de rosette.

Si, dans les Angiospermes, le sac embryonnaire ne renferme qu'une seule oosphère, alors que les Gymnospermes peuvent posséder de nombreux corpuscules, on ne peut dire que ce soit à l'avantage de ces dernières, puisqu'il ne se développe finalement qu'un seul embryon.

L'origine et le développement des organes reproducteurs sont absolument comparables, comme on le voit, chez les Angiospermes et les Gymnospermes, et cependant, au point de vue des phénomènes de la fécondation, nous allons trouver ces deux groupes séparés par un fossé infranchissable.

Chez les Gymnospermes, et en particulier chez les Cycadacées et les Conifères où les faits sont bien connus, lorsque les archégones sont séparés, des deux noyaux générateurs que renferme le tube pollinique, un seul prend part à l'acte de la fécondation, tandis que l'autre disparaît. Si les archégones sont rapprochés, les deux noyaux d'un même tube peuvent être employés, mais leur rôle est identique : celui de se fusionner avec le noyau de l'oosphère.

Si l'on admettait jusqu'à ces dernières années que, chez les Angiospermes, l'un seulement des deux gamètes mâles intervenait dans la fécondation, pendant que l'autre restait inutilisé, on sait aujourd'hui que les phénomènes sont tout différents. Il existe chez les Angiospermes une double copulation : l'une, portant sur l'oosphère, représente seule une fécondation vraie ; l'autre, résultant de la fusion de l'un des gamètes mâles avec le noyau secondaire, constitue une sorte de pseudo-fécondation.

Ce double phénomène de fécondation chez les Angiospermes n'offre, chez les Gymnospermes, rien de comparable, le *Gnetum* lui-même ne présentant aucune analogie avec ce qui vient d'être décrit, contrairement à l'opinion émise par certains auteurs. Comment voir, en effet, dans les résultats de cette double copulation, quelque chose de semblable aux zygotes qui se développent dans le *Gnetum* ? Peut-on admettre qu'il y a chez les Angiospermes une sorte de polyembryonie et que, tandis que l'une des zygotes donne l'embryon proprement dit, l'autre devient l'albumen ?

Pour GUIGNARD cette hypothèse n'est fondée qu'au point de vue physiologique. « En effet, dit-il [(2) p. 198], chez les Gymnospermes l'un des embryons, l'emportant sur les autres, les détruit en les réduisant à un rôle purement nutritif ; mais, l'origine des embryons qui sont résorbés n'est entièrement comparable, ni chez les Cycadées et les Conifères, ni chez le *Gnetum*, à celle de l'albumen des Angiospermes. »

« Ce dernier groupe, ajoute-t-il, ne se rattache donc pas aussi étroitement qu'on pourrait le croire au *Gnetum* et aux autres Gymnospermes ; il forme une série distincte, dans laquelle l'une des copulations présente seule les caractères nécessaires pour la transmission des propriétés héréditaires ; l'autre, qui ne possède pas intégralement ces caractères, paraît surtout avoir pour but d'activer la division nucléaire qui doit donner naissance à l'albumen, organisme transitoire destiné à la nutrition de l'embryon, organisme définitif. »

1. Ph. VAN TIEGHEM. Spores, diodes et tomies (*Journ. de Bot.*, XIII, 127-132, 1899).

2. L. GUIGNARD. Les découvertes récentes sur la fécondation chez les végétaux Angiospermes (*Volume jubilaire de la Société de Biologie*, 189-198, 23 fig., Paris, 1899).

QUATRIÈME PARTIE

COMPARAISON DES PHÉNOMÈNES MORPHOLOGIQUES DE LA FÉCONDATION OBSERVÉS CHEZ LES ANIMAUX ET LES PLANTES

Il ne nous semble pas sans intérêt de présenter, en terminant, une rapide comparaison des phénomènes de la fécondation chez les animaux et les plantes. Les faits observés chez les premiers nous permettront peut-être alors d'élucider certaines questions encore bien obscures chez les secondes, et en particulier l'interprétation des phénomènes que comporte la fécondation.

Si l'on jette un coup d'œil d'ensemble sur les divers modes de reproduction, aussi bien dans le règne animal que dans le règne végétal, la fécondation nous apparaît comme le dernier stade chez lequel les phénomènes ont atteint leur plus haut degré de complexité. Nous sommes loin, avec elle, de cette reproduction agame au moyen de spores asexuées, loin aussi, mais moins il est vrai, de cette formation d'œuf par simple fusion de deux protoplasmes plus ou moins identiques. Ici, la différenciation des éléments sexuels est complète et c'est la conjugaison totale, mais surtout nucléaire, de ces gamètes différenciés qui constitue la fécondation proprement dite.

De quelle façon et à quel moment s'accomplissent, chez les animaux, les phénomènes de la maturation des produits sexuels ?

Considérons d'abord le développement des cellules sexuelles dans l'organe mâle.

Dans le testicule on peut distinguer trois régions différentes : 1° une *région de formation*, où naissent les cellules-mères primordiales (*spermatogonies* des auteurs belges) ; 2° une *région d'accroissement*, qui contient les cellules-mères définitives, lesquelles subissent simplement une augmentation de volume dans toutes leurs parties et une différenciation morphologique bien tranchée ; 3° une *région de maturation* ou de *bipartition*, où, par deux divisions successives, chaque cellule-mère définitive (*spermatocyte*) donne quatre spermatides, qui se transforment chacune en un seul spermatozoïde.

La différenciation et la division cellulaires sont analogues dans l'anthère.

Bien que le grain de pollen ait encore à subir ultérieurement deux nouvelles divisions pour donner les deux gamètes mâles, il n'en est pas moins vrai que la cellule-mère définitive du pollen représente le spermatocyte de premier ordre. D'autre part, dès la première division de la cellule-mère définitive, le nombre des chromosomes se réduit de moitié. Si dans certains cas, chez les animaux, cette réduction ne s'effectue qu'au moment de la seconde bipartition nucléaire, la plupart du temps ce phénomène se produit dès la première division de la cellule-mère. Il y a donc concordance entre ce second cas et les Phanérogames. En outre, s'il est admis désormais que chez ces dernières la marche de la première division est hétérotypique, et celle de la seconde homotypique, il faut bien dire que, parmi les zoologistes, un grand nombre se sont ralliés à cette manière de voir.

Dans l'ovogénèse, le développement est, pour ainsi dire, calqué sur celui de la spermatogénèse.

Dans le fond du cul-de-sac de l'ovaire, les *ovogonies*, homologues des spermatogonies, se mettent à grossir, à un moment donné, beaucoup plus même que les spermatogonies à ce stade, parce qu'elles se chargent en outre de réserves alimentaires abondantes et passent à l'état d'*ovocytes* de 1er *ordre*. L'ovocyte de 1er ordre se divise alors en deux *ovocytes de* 2e *ordre*, et chacun de ceux-ci donne deux cellules finales qui sont les homologues des spermatides.

Mais pendant cette phase de réduction, l'ovogénèse présente avec la spermatogénèse des différences, non essentielles, mais très remarquables cependant. Les divisions des ovocytes ne sont pas égales. Des deux cellules-filles issues de la première division, l'une, très grosse, continue la lignée de l'œuf; l'autre, très petite, est un produit de rebut que l'on appelle 1er *globule polaire.* L'une et l'autre sont cependant sœurs et correspondent aux spermatocytes de 2e ordre. A la division suivante, le gros ovocyte de 2e ordre se divise de même très inégalement en deux cellules-sœurs, l'une grosse, l'ovule mûr, et l'autre toute petite, le 2e *globule polaire.* Le premier globule polaire peut se diviser comme son frère, l'ovocyte du 2e ordre, en deux autres cellules-filles, cellules naines, incapables d'évolution ultérieure. En sorte que, finalement, on a un œuf parfaitement développé et trois globules polaires. C'est là, il est vrai, le cas le plus complet, mais c'est aussi le moins fréquent. D'ordinaire, le premier globule polaire ne se divise pas et persiste à côté du second.

L'œuf, à ce moment, est entièrement mûr et prêt à être fécondé ; il n'y a pas ici cette phase distincte qui, dans la spermatogénèse, était nécessaire pour transformer la spermatide en spermatozoïde.

Il existe chez les Phanérogames des phénomènes tout à fait comparables. A l'intérieur du nucelle, une cellule primordiale (quelquefois plusieurs : *Rosacées*) se cloisonne en deux ou plusieurs cellules-mères secondaires, comparables aux ovogonies, dont l'une d'elles grossit à un certain moment pour constituer le sac embryonnaire (homologue de l'ovocyte de 1er ordre). Le noyau de ce sac, au moment où il sort de la phase de repos pour commencer à se diviser, forme, par la section transversale de son filament nucléaire, un nombre de chromosomes exactement réduit de moitié. Les choses se passent là comme dans la cellule-mère des grains de pollen, ce qui autorise à assimiler le sac embryonnaire jeune et encore unicellulaire à cette cellule-mère et par conséquent à l'ovocyte ou au spermatocyte de 1er ordre. Ici, comme chez les animaux, cet ovocyte ne donnera naissance qu'à une seule cellule ovulaire fécondable, l'*oosphère,* mais le nombre des autres cellules est supérieur à trois et elles ne sont pas toutes abortives (*). La différence cependant est toute contingente, et il est permis de conclure que,

(*) S'il est vrai que, chez les Phanérogames, les synergides sont parfois fécondées, au même titre que l'oosphère (*Mimosa*, *Naias*, etc.), il faut bien

d'une manière générale, les phénomènes de la préparation des éléments sexuels sont, au fond, les mêmes chez les animaux et chez les végétaux, et se caractérisent par la réduction du nombre des chromosomes et le rejet d'une certaine quantité de substance chromatique. Cette réduction chromatique est un acte indispensable, préparatoire à la fécondation. Lorsqu'elle n'a pas lieu, l'œuf ou l'oosphère n'a d'autre ressource que de se développer parthénogénétiquement (*).

Une fois mûrs, les deux éléments sexuels offrent une parfaite similitude de constitution de leur noyau (**). Ce sont donc deux noyaux absolument identiques qui s'unissent dans l'acte de la fécon-

ajouter que les globules polaires ne méritent peut-être pas toujours d'être considérés absolument comme des ovules abortifs. Francotte (1) n'a-t-il pas en effet observé que, chez une Planaire, un globule polaire particulièrement gros était fécondé tout comme un œuf normal ? Ce cas, considéré, il est vrai, par l'auteur comme une anomalie, semble permettre d'homologuer les globules polaires aux synergides.

(*) « O. Hertwig fait remarquer avec raison, écrit Delage [(2) p. 167-168], que la condition déterminante de la faculté de se développer sans fécondation doit être bien antérieure au moment où les globules se forment, car, dans les animaux qui produisent à la fois des œufs parthénogénétiques et des œufs ordinaires, comme les daphnies, les ovules se caractérisent comme appartenant à l'une ou à l'autre de ces catégories presque dès leur formation, bien avant qu'il soit question de globules polaires : les premiers restent petits et pauvres en protolécithe, les seconds grossissent beaucoup et se chargent de matières nutritives abondantes. En sorte qu'il faut retourner la proposition de Weismann et dire, non que les œufs se développent sans fécondation parce qu'ils n'ont pas émis de deuxième globule polaire, mais qu'ils n'émettent pas ce globule (dans les cas où il en est ainsi) parce qu'ils sont destinés à la parthénogénèse. » Chez les Phanérogames (*Antennaria*, *Alchemilla*, *Thalictrum*) où la parthénogénèse a été observée, ne pourra-t-on dire aussi que la réduction chromatique n'a pas lieu parce que l'oosphère est destinée à la parthénogénèse ?

(**) Concurremment à cette maturation nucléaire, il existe, d'après Delage (3), une maturation cytoplasmique, qui paraît consister dans la diffusion du suc nucléaire dans le cytoplasme à la suite de la destruction de la membrane de la vésicule germinative. Cette hydratation du cytoplasme semble avoir pour effet : *a*) d'empêcher l'œuf de se développer parthénogénétiquement ; *b*) de permettre la fécondation en fournissant au pronucléus mâle l'eau dont il a besoin. Réciproquement, le pronucléus mâle, en s'imbibant de l'eau du cytoplasme, déshydrate celui-ci et le place dans la condition requise pour le développement ultérieur. Il y a lieu d'ajouter, dit encore l'auteur, à la caractéristique différentielle des éléments sexuels, la richesse en eau pour l'œuf, la pauvreté en eau pour le spermatozoïde.

dation, et c'est là un fait important au point de vue de la transmission des propriétés héréditaires. Ce n'est pas à dire cependant qu'une inégalité dans le nombre et le volume des segments chromatiques ne puisse exister. PLATNER l'a observée, à l'avantage du noyau femelle, dans l'*Arion empiricorum*. Il est possible, comme le suppose STRASBURGER, que des cas semblables se rencontrent ailleurs et que, dans la transmission des propriétés héréditaires, la mère ait parfois une influence plus grande que le père, ou inversement. Ne pourrait-on aussi expliquer de cette façon la raison pour laquelle, dans l'hybridation de certaines plantes, les produits obtenus ressemblent totalement à l'espèce fécondante ou à l'espèce fécondée ?

En ce qui concerne la fécondation proprement dite, nous n'entreprendrons pas un parallèle détaillé de ce phénomène chez les animaux et chez les plantes supérieures. Chez les uns et les autres il consiste essentiellement, au point de vue morphologique, dans l'union de deux demi-noyaux de sexe différent, et aussi, chez les animaux, dans la fusion de deux corps protoplasmiques centrosomiens. Bien que l'existence de centrosomes soit contestée chez les Phanérogames, en tant qu'organes toujours morphologiquement différenciés (la partie essentiellement active, plus ou moins réduite, étant représentée par le kinoplasme), la fusion de deux corps protoplasmiques, indépendamment de celle des noyaux, n'en constitue pas moins, dans le règne végétal, comme dans le règne animal, un caractère du phénomène.

1. P. FRANCOTTE. La maturation, la fécondation et la segmentation chez les Polyclades (*Mém. cour. Ac. Belgique*, LV, 72 p., 3 pl., 1897).

2. Y. DELAGE. L'hérédité et les grands problèmes de la Biologie générale (2e édition, Paris, 1903).

CINQUIÈME PARTIE

INTERPRÉTATION DES PHÉNOMÈNES DE LA FÉCONDATION

Avant d'aborder l'examen de l'interprétation des phénomènes de la fécondation, il semble indispensable, si l'on veut acquérir des idées justes, d'établir auparavant, avec Delage (1), une distinction bien nette entre l'embryogénèse et l'amphimixie.

Mettre l'œuf mûr en état de se développer et de former un être nouveau, c'est-à-dire déterminer l'embryogénèse; en second lieu, donner à cet être nouveau deux parents (au lieu d'un seul, comme dans la reproduction agame ou la parthénogénèse), c'est-à-dire introduire dans son évolution l'amphimixie, avec les avantages d'une double lignée ancestrale : tel est le double but de la fécondation.

Dans la fécondation normale, les deux buts se trouvent atteints, mais on ne voit pas tout d'abord ce qui, dans les phénomènes qui la constituent, appartient au déterminisme de l'embryogénèse et à celui de l'amphimixie. Pour arriver à ce résultat, il faut séparer les deux phénomènes. La parthénogénèse expérimentale nous en fournira le moyen, et nous allons voir que les phénomènes morphologiques de la fécondation, en particulier la copulation nucléaire, sont relatifs essentiellement à l'amphimixie ; tandis que l'embryogénèse dépend de phénomènes physico-chimiques concomitants, et alors que la fécondation est une embryogénèse compliquée d'amphimixie. C'est dire que le processus de l'embryogénèse dans la fécondation doit être, sinon identique, du moins très semblable à celui de la parthénogénèse, et que « le déterminisme de la parthénogénèse expérimentale doit éclairer, dit DELAGE [(1) p. 871], celui de l'embryogénèse dans la fécondation ».

Passons d'abord en revue, dans le règne animal, quelques-uns des nombreux cas où la parthénogénèse a pu être déterminée expérimentalement.

A la suite de nouvelles expériences, LOEB (2) admet, conformément aux idées de BATAILLON (3) et de GIARD (4), que les solutions salines agissent, non par la spécificité de leurs ions métalliques, mais par leur pression osmotique, en soustrayant de l'eau à l'œuf. « On peut dès lors se demander, écrit DELAGE [(1) p. 871], si, dans la fécondation normale, le déterminisme de l'embryogénèse ne réside pas dans une soustraction d'eau opérée sur l'œuf par le spermatozoïde.

« L'analyse des phénomènes semble confirmer cette vue. Le pronucléus mâle, à son entrée dans l'œuf, est considérablement plus petit que le pronucléus femelle. Mais pendant son court voyage à travers le cytoplasme, il se gonfle considérablement et devient égal au pronucléus femelle. Pour cela il se charge d'eau qu'il emprunte au cytoplasme ambiant ; il déshydrate donc celui-ci, tout comme ferait une solution hypertonique. Il est donc possible que ce soit là un facteur important et même suffisant du déterminisme de l'embryogénèse consécutive à la fécondation. »

Réciproquement, les expériences de DELAGE paraissent montrer que l'eau du cytoplasme est indispensable au pronucléus mâle pour son évolution dans l'œuf et que le cytoplasme se charge d'eau spécialement dans ce but.

L'action spécifique des solutions salines serait, d'après ce zoologiste, plus considérable qu'on ne croyait. Le chlorure de manganèse, par exemple, aurait une action spécifique très supérieure à celle des sels alcalins, et il déterminerait le développement dans des conditions où ces derniers se montrent inactifs.

« La chaleur, dit-il encore [(1) p. 872], peut, elle aussi, déterminer la parthénogénèse, à la condition qu'on l'applique d'une manière particulière, en immergeant les œufs brusquement dans l'eau de mer entre 30° et 35°. »

Enfin il a reconnu que les actions des différents agents s'ajoutent en général (chaleur, action spécifique des sels, hypertonicité, acidification très légère par HCl, etc.) et, plus récemment, il a montré (5) que l'on peut, par des agents mécaniques (secouage) ou physiques (chaleur), mettre les œufs d'oursins réduits au repos, et par suite rebelles à l'action de l'acide carbonique, dans un état de labilité nucléaire qui les rend sensibles à cette action et leur permet de se segmenter parthénogénétiquement.

Il résulte de là que, outre la pression osmotique, des agents variés, physiques, chimiques et biologiques, sont capables de déterminer la parthénogénèse.

« Pour moi, dit DELAGE [(1) p. 872-873], l'œuf vierge est dans un état d'équilibre instable. Sans aide et dans les conditions normales, il est incapable de se développer ; mais il lui manque peu de chose pour qu'il puisse entrer en évolution, et ce quelque chose n'a rien de spécifique. Les excitants les plus variés peuvent le lui fournir : il suffit, pour qu'il se développe, de rendre plus excitant le milieu où il vit. Il répond aux excitations appropriées, quelle que soit leur nature, en faisant ce qu'il sait faire, se segmenter... »

De tous ces moyens de déterminer l'embryogénèse dans la parthénogénèse expérimentale, quel est celui qu'emploie le spermatozoïde dans la fécondation normale ?

On ne peut le dire d'une façon précise, mais il semble que la soustraction d'eau au cytoplasme par le nucléus mâle, très pauvre en eau, est capable de jouer un rôle important. Il est possible enfin qu'intervienne l'apport par le spermatozoïde de ferments spécifiques, qui auraient la propriété de déterminer la segmentation des ovules, comme les expériences de PIÉRI (6), de DUBOIS (7) et celles de WINKLER (8) semblent l'indiquer, bien qu'elles ne soient pas à l'abri de toute critique.

STRASBURGER (9 et 10) reconnaît dans la fécondation deux processus : le stimulus au développement et le mélange des qualités héréditaires. Pour lui, ce dernier processus est l'essentiel. Le stimulus au développement fournit seulement les conditions qui permettent de recueillir les avantages résultant d'un mélange de masses plasmatiques ancestrales. L'auteur penche à admettre que le stimulus au développement pourrait être dû à des influences physiques ou chimiques, mais il dit avec insistance que la « *fécondation génératrice* » n'est pas un simple processus chimique. Quant à la « *fécondation végétative* », elle n'est autre chose qu'un stimulus au développement.

GIARD [(11) p. 782] dit aussi : « Quant à la nécessité de distinguer de la fécondation vraie l'action cinétique qui provoque le développement, c'est-à-dire la fécondation végétative de STRASBURGER, j'ai été des premiers à la proclamer... »

Produire l'embryogénèse, en dehors de toute copulation nucléaire, semble donc un fait désormais nettement établi dans le règne animal, grâce à la parthénogénèse expérimentale. Le règne végétal nous offre-t-il rien de comparable ? Existe-t-il également chez les plantes certains facteurs capables de déterminer la parthénogénèse, et susceptibles, en conséquence, d'intervenir effectivement dans la fécondation normale en y provoquant l'embryogénèse ?

Chez les plantes inférieures, la température et la pression osmotique peuvent être envisagées comme causes déterminantes de la parthénogénèse.

Dans les Algues, et chez des genres où la sexualité est, en réalité, peu marquée (*Hydrodiction*, *Protosiphon*, *Spirogyra*), KLEBS [(12) p. 245] est arrivé à provoquer expérimentalement la parthénogénèse. En portant dans diverses solutions (sucre à 6 p. 100 pour les *Spirogyra*) des cellules en voie de copulation, il a pu en effet interrompre le phénomène et faire se développer en une parthénospore chacun des gamètes. Ne peut-on supposer avec GIARD [(13) p. 3] que, dans ce cas, ce qui a été considéré comme le résultat exclusif de phénomènes nutritifs, était dû, en partie pour le moins, à l'action osmotique des solutions employées ?

D'après une remarque déjà ancienne de THURET et à la suite de nouvelles observations de CHURCH (14), de SAUVAGEAU (15) et de KUCKUCK (16), il résulterait que, pour certaines Algues (*Cutleria*), le fait de donner naissance à des gamètes parthénogénétiques ou à des gamètes fécondés pourrait dépendre des conditions climatériques et de particularités locales mal définies, la même espèce se développant parthénogénétiquement dans la Manche et les mers du Nord, tandis que dans la Méditerranée elle ne peut évoluer qu'après avoir reçu l'action d'un anthérozoïde. Si nous restons dans l'ignorance des conditions internes du phénomène, il est du moins difficile de ne pas admettre que l'existence de la parthénogénèse se trouve liée, dans le cas actuel, à une condition climatérique, la température de l'eau.

Chez des plantes plus élevées en organisation, et même chez les Phanérogames, la température peut encore intervenir comme condition déterminante de la parthénogénèse naturelle.

Dans plusieurs espèces de *Marsilia*, Nathansohn (17) a constaté que l'élévation de la température exerce une influence manifeste sur la formation des embryons parthénogénétiques. Chez le *Monotropa uniflora*, Shibata (18) a montré que le développement de l'endosperme peut être obtenu, en dehors de toute fécondation par élévation de la température. A 28° C. ou en faisant usage de solutions osmotiques, l'endosperme s'est développé dans 6 à 12 p. 100 des ovules.

La pression osmotique, qui joue un rôle si important chez les animaux, dans le déterminisme de la parthénogénèse expérimentale, semble, même chez les Phanéroganes, devoir entrer en ligne de compte, si l'on s'en rappporte aux observations d'Overton (12) sur le *Thalictrum purpurascens*. En effet, chez cette plante parthénogénétique, l'auteur constate que le cytoplasme est d'abord très dense au voisinage de l'oosphère non fécondée, et que ce n'est qu'à la suite de modifications subies par lui, lesquelles retentissent sur la constitution physique de l'oosphère, que la première segmentation a lieu.

Parmi les Phanérogames, le développement parthénogénétique semble pouvoir aussi être attribué, dans certains cas, au pollen lui-même qui n'agirait plus ici comme élément fécondant, mais à titre d'excitant physiologique. C'est du moins l'explication que fournit Focke du fait où, parfois, une fleur soigneusement mise à l'abri du contact du pollen de son espèce ou des espèces ou variétés avec lesquelles elle peut se croiser, et saupoudrée du pollen d'une espèce avec laquelle elle refuse le croisement, développe un fruit et des graines fertiles. Ce qui porte à penser que le pollen déposé sur le stigmate n'a pas réellement fécondé les ovules, c'est que les produits de ce croisement n'ont aucun caractère paternel, ce qui n'arrive jamais quand il y a eu fécondation effective. Dans cette sorte particulière de parthénogénèse, désignée sous le nom de «*pseudogamie*», l'œuf ne pourrait se développer de lui-même sans fécondation, mais aurait besoin, pour cela, de l'excitation produite par un pollen étranger non fécondateur. Il ne s'agirait là que d'une *fécondation végétative*, au sens de STRASBURGER. Quelle que soit l'interprétation que l'on donne du résultat, il semble bien que l'on doive rapprocher de ces faits certaines expériences récentes de MILLARDET (20). Si ce dernier a réussi à féconder plusieurs races de *Vitis vinifera* avec le pollen d'*Ampelopsis hederacea* et a obtenu des plantes tout à fait semblables à *Vitis vinifera*, ne peut-on, avec raison, se demander si le pollen d'*Ampelopsis* n'a pas agi simplement comme stimulant pour provoquer le développement parthénogénétique des embryons de *V. vinifera*?

Une telle hypothèse, même pour les plantes supérieures, n'a rien d'inadmissible et trouve encore un nouvel appui dans les observations récentes de TREUB (21) sur l'embryogénèse dans le *Ficus hirta*.

Malgré le fait que l'on trouve des grains de pollen sur les stigmates, l'embryon de cette plante serait, d'après l'auteur [(21 p. 147)], le résultat d'un développement parthénogénétique, et l'excitation capable de provoquer ici, et peut-être dans tout le genre, l'embryogénèse serait due à la piqûre de ces Blastophages dont le rôle dans la croissance des Figues est maintenant si bien connu.

Toutefois, il semble pour TREUB (et SOLMS-LAUBACH [(22) p. 41] avait émis la même opinion vingt ans auparavant, en parlant du *Ficus Carica*) que la parthénogénèse dans le genre *Ficus* soit de date récente, et qu'elle doive être considérée comme une propriété acquise par l'arbre dans le cours des temps.

« Comment, dit-il [(21) p. 152-153], la nécessité de la fécondation pour la transformation de l'oosphère en embryon se serait-elle perdue alors chez les *Ficus*? Peut-être parce que l'adaptation réciproque des figues et des Blastophages est trop compliquée, ce qui fait, par exemple, suivant les données de M. CUNNINGHAM, que les grandes figues du *Ficus Roxburghii* sont le plus souvent loin de recevoir par l'entremise des insectes le nombre de grains de pollen nécessaire à la fécondation des milliers de fleurs. En vue de pareilles éventualités il y aurait eu un avantage incontestable pour les *Ficus* à aller répondre par un développement parthénogénétique aux piqûres qui, au début, ne faisaient que précéder et annoncer la fécondation par le pollen amené par les insectes. »

Si les expériences de GASPARRINI, rapportées par SOLMS-LAUBACH, et auxquelles TREUB fait allusion [(21) p. 127], se trouvaient confirmées, elles montreraient que la piqûre de l'insecte peut aussi être remplacée par tout autre stimulus, et ainsi se trouveraient encore augmentées nos connaissances sur les causes déterminantes de la parthénogénèse.

Quoi qu'il en soit, on ne peut contester que les quelques observations qui précèdent, se rattachant tant au règne animal qu'au règne végétal, soient de nature à apporter quelque éclaircissement au déterminisme de l'embryogénèse dans la fécondation.

Il semble désormais de toute évidence qu'il y a bien lieu de distinguer dans la fécondation deux phénomènes : la combinaison de propriétés et l'excitation qui donne une poussée au développement. Le résultat du premier est l'amphimixie, celui du second l'embryogénèse.

La fécondation, ou reproduction sexuelle, englobe les deux phénomènes ; la parthénogénèse, au contraire, n'aboutit qu'à l'embryogénèse. On voit par là la supériorité que peut présenter la première sur la seconde. Au point de vue physiologique, l'œuf parthénogénétique est assimilable à une spore et se comporte de la même manière sous le rapport de l'hérédité : il engendre des produits identiques à lui-même et il est destiné à continuer simplement l'individu dans l'espèce, sans apport de caractères nouveaux. Dans la fécondation, au contraire, l'amphimixie introduit tous les avantages d'une double ignée ancestrale. Chacun des deux parents apporte avec lui un certain nombre de caractères, dont l'assemblage a pour résultat d'assurer la variabilité des produits si utiles à l'évolution, tout en modérant la variation et maintenant dans de certaines limites la fixité de l'espèce. Mais nous touchons ici aux grands problèmes de l'hérédité, et notre intention n'est pas de les exposer dans ce travail, à moins de dépasser les limites que nous nous sommes tracées.

1. Y. Delage. Les théories de la fécondation (*Rev. gén. des Sciences*, XII, 864-874, 1901).

2. J. Loeb. Further experiments on artificial parthenogenesis and the nature of the process of fertilization (*Amer. Journ. of Physiology*, IV, 1er août 1900, p. 178).

3. E. Bataillon. La segmentation parthénogénétique expérimentale chez les Amphibiens et les Poissons (*C. R., A. S.*, 9 juillet 1900, p. 115).

4. A. Giard. A propos de la parthénogénèse artificielle des œufs d'Echinodermes (*C. R. Soc. Biologie*, LII, 761-764, 1900).

5. Y. Delage. La parthénogénèse par l'acide carbonique, obtenue chez les œufs après l'émission des globules polaires (*C. R., A. S.*, 21 septembre 1903).

6. J.-B. Piéri. Un nouveau ferment soluble : l'ovulase (*Arch. Z. exp. et gén.*, n° 2, 3e série, VII, 1899).

7. R. Dubois. Sur la spermase et l'ovulase (*C. R. Soc. Biologie*, LII, 197-199, 1900).

8. H. Winkler. Ueber die Furchung unbefruchteter Eier unter der Einwirkung von Extractivstoffen aus dem Sperma (*Nachricht. Ges. wiss. Göttingen, Math. phys. Klasse*, 187, 1900).

9. Strasburger. Einige Bemerkungen zur Frage nach der « doppelten Befruchtung » bei den Angiospermen (*Bot. Zeit.*, LVIII, 293-316, 1900).

10. Strasburger. Ueber Befruchtung (*Bot. Zeit.*, LIX, 353-368, 1901).

11. A. Giard. Les faux hybrides de Millardet et leur interprétation (*C. R. Soc. Biologie*, LV, 779-782, 1903).

12. G. Klebs. Die Bedingungen der Fortpl. bei einigen Algen und Pilzen (in-8, Iéna, 543 p., 3 pl. et 15 fig., 1896).

13. A. Giard. Sur la pseudogamie osmotique (Tonogamie) (*C. R. Soc. Biologie*, LIII, 2-4, 1901).

14. A. H. Church. The polymorphy of *Cutleria multifida* (*Ann. of Bot.*, XII, 75-109, pl. 7-9, 1898).

15. C. Sauvageau. Les Cutlériacées et leur alternance de générations (*Ann. Sc. nat.*, 8e série, X, 265-362, 25 fig. et 1 pl., 1899).

16. P. Kuckuck. Beiträge zur Kenntniss der Meeresalgen und Entwickelung der *Cutleria multifida* (Kiel, 95-116, 2 pl. et 15 fig., 1899).

17. Al. Nathansohn. Ueber Parthenogenesis bei *Marsilia* und ihre Abhängigkeit von Temperatur (*Ber. d. d. Bot. Ges.*, XX, 99-109, 2 fig., 1900).

18. K. Shibata. Experimentelle studien über die Entwickelung des Endosperms bei *Monotropa* (*Biol. Centralb.*, XXII, 705-714, 1902).

19. J. B. Overton. Parthenogenesis in *Thalictrum purpurascens* (*Bot. Gazette* XXXIII, 363-375, pl. 12-13, 1902).

20. A.-J. Millardet. Note sur la fausse hybridation chez les Ampélidées (*Revue de Viticulture de P. Viala*, 21 décembre 1901).

21. M. Treub. L'organe femelle et l'embryogénèse dans le *Ficus hirta* (*Ann. Jard. bot. Buitenzorg*, XVIII, 124-157, pl. 16-25, 1902).

22. Solms-Laubach. Die Herkunft, Domestication und Verbreitung des gewöhnlichen Feigenbaums (Ficus Carica L.). Aus dem achtundzwanzigsten Bande der Abhandl. der König. Ges. der Wiss. zu Göttingen ; Göttingen, Dieterichsche Verlags-Buchhandlung, 1882.

TABLE DES MATIÈRES

INTRODUCTION

PREMIÈRE PARTIE

ANGIOSPERMES

CHAPITRE PREMIER

Gamète mâle.

CHAPITRE II

Gamète femelle.

CHAPITRE III

Fécondation.

DEUXIÈME PARTIE

GYMNOSPERMES

A. — CYCADACÉES

CHAPITRE PREMIER

Gamète mâle.

CHAPITRE II

Gamète femelle.

CHAPITRE III

B. — **CONIFÈRES**

CHAPITRE PREMIER

Gamète mâle.

CHAPITRE II

Gamète femelle.

CHAPITRE III

Fécondation.

C. — **GNÉTACÉES**

CHAPITRE PREMIER

CHAPITRE II

CHAPITRE III

TROISIÈME PARTIE

QUATRIÈME PARTIE

CINQUIÈME PARTIE

8-2-04. — Tours. Imp. E. ARRAULT et Cie.

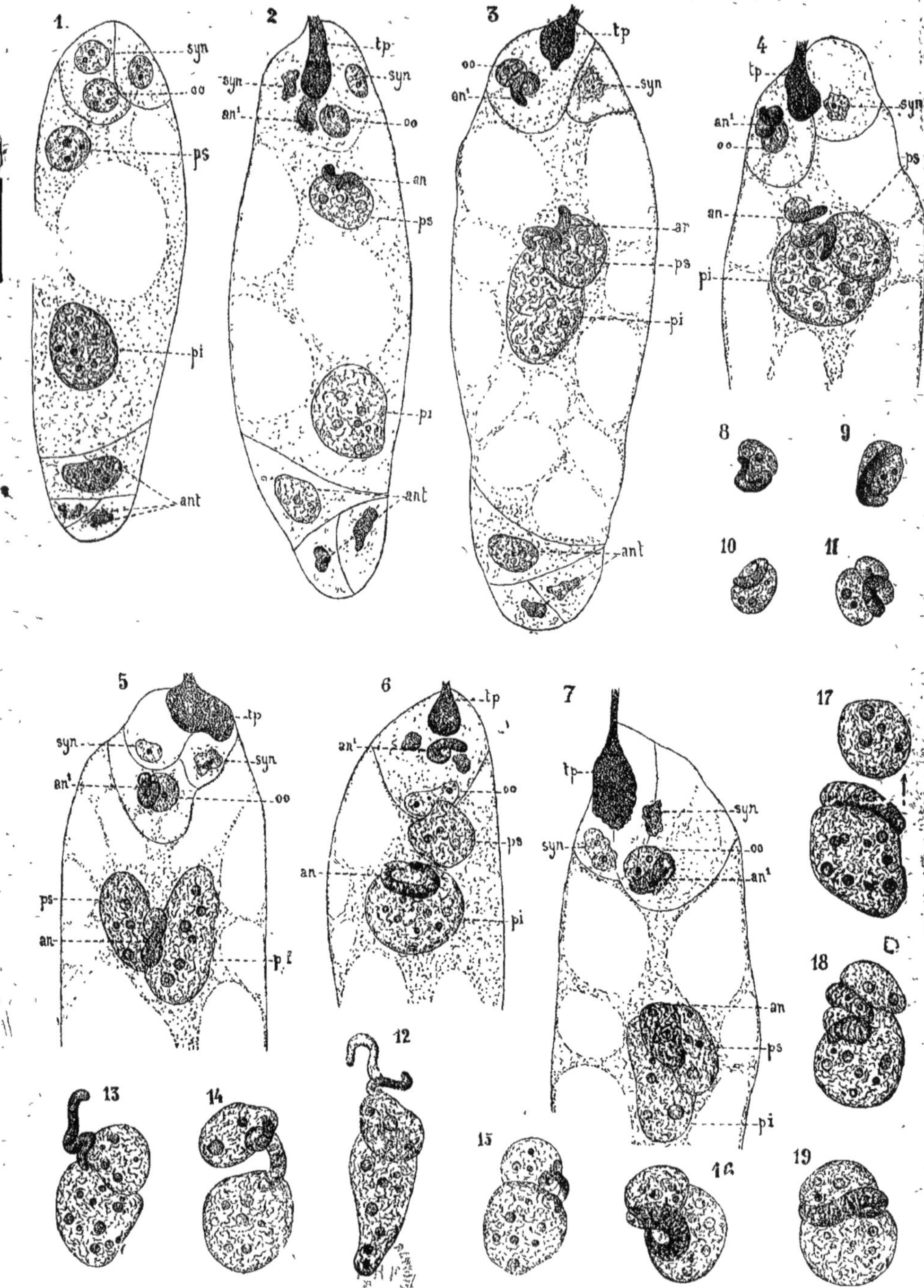

FIG. V. — La double fécondation dans le *Lilium Martagon* (d'après GUIGNARD).

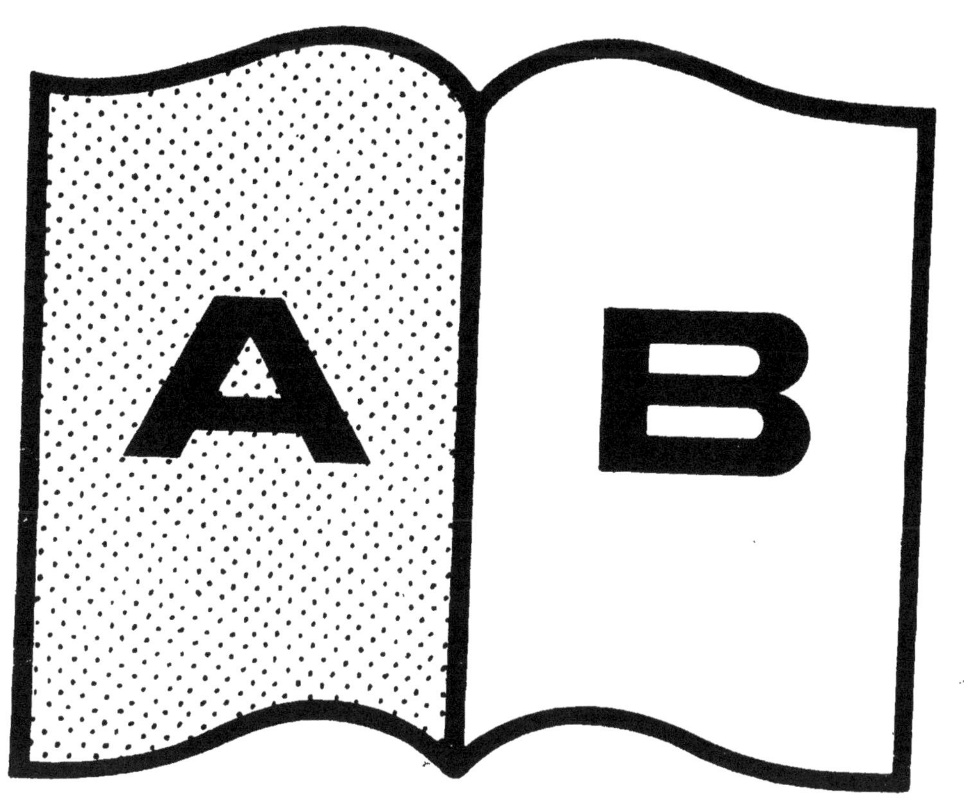

Contraste insuffisant

NF Z 43-120-14

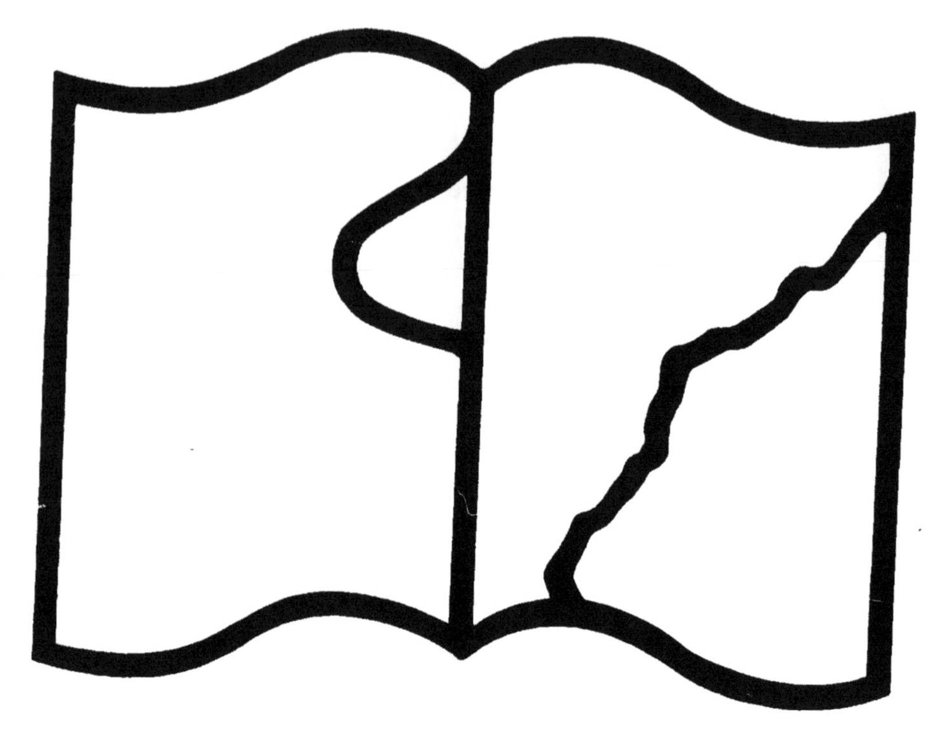

Texte détérioré — reliure défectueuse

NF Z 43-120-11

www.ingramcontent.com/pod-product-compliance
Ingram Content Group UK Ltd.
Pitfield, Milton Keynes, MK11 3LW, UK
UKHW012035240726
13965UKWH00003B/807

9 782013 561174